我的
疾病代碼是F

從不知所措到坦然面對，
與憂鬱、焦慮、輕微強迫症共處的眞實故事

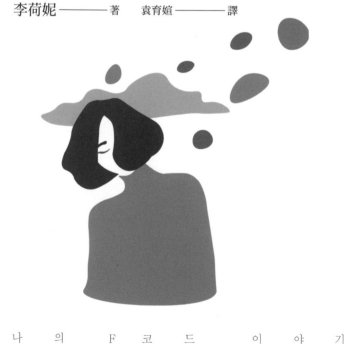

李荷妮——著　袁育媗——譯

나 의 F 코 드 이 야 기

目次

Chapter 2

心理諮商能帶來哪些幫助？

善用心理諮商，有助穩定病情

Chapter 4

我是一名慢性憂鬱症患者

這樣做，和憂鬱症和平共處

推薦序❶

活出自己的生命樣貌

王意中心理治療所所長、臨床心理師　王意中

眾生皆有病。

只是你的病，自己知不知道。我的病要不要公告，他的病是否需要隱藏。你的病，是身體的病？我的病，是心理的病？他的病，又該如何來判定？

有些病，苦了自己，樂不了別人。有些病，身不由己，也莫可奈何。有些病，讓人嗤之以鼻，噗嗤想笑？

既然，眾生皆有病，那麼就讓我們坦然地來面對，那不請自來，難以揮之而

去的疾病。特別是，社會大眾容易輕忽、誤解、排斥的精神疾病，例如憂鬱症。

要跨越社會大眾對於精神疾病的汙名化，跳脫負面的標籤與顛覆刻板印象。當你選擇面對大眾，願意自我表露，那極為私密的患病歷程，求診經過，赤裸裸的，將自己隱微的內心，毫不保留地記錄與公開。

如此直球對決，需要十足的勇氣，以及得承受那遍體鱗傷的韌性。不願就此服輸，卻也是一道不得不的人生選擇。這一切，得根基於《我的疾病代碼是F》的小小期許，與對未來生命願景的渴求。

無論眼前的你，是否罹患憂鬱症，在閱讀文字的過程中，角色切換，同理的門瞬時被開啟。讓自己跨入作者的內心，跟著文字一步一步經驗憂鬱症患者的幽微世界。

書中，不純然只是作者的患病歷程描述，也提供了讀者了解憂鬱症相關的支持系統，諮商與治療模式的說明與介紹，豐富了我們對於憂鬱症疾病的視界。

值得一讀的是，患病讓作者重新檢視了自己與周遭他人，以及與這個世界之間的關係。讓自己敏銳的心，變得更為細膩，與溫暖的看待，周圍那很容易被忽略的一切。

當我們生病了，難免唉聲嘆氣，怨懟不已，但深呼吸一口氣，不想讓自己的生命就此如停擺的大鐘，懸掛在牆上，令人感到窒息，了無生氣。

時鐘的秒針依然得轉動，分針、時針也彼此連動。滴滴答答，滴滴答答，初期雖顯得疲憊。滴滴答答，滴滴答答，一分一秒，時間轉動，生命的力道也再次被牽動。

我們都會生病，沒有人知道，什麼樣的疾病，會以什麼樣的方式，在什麼樣的時間，不請自來，降臨在自己的身上。讓自己的生活與工作，遭受了停擺。思緒、感覺，以及行動，以陌生之姿，呈現在眼前。

《我的疾病代碼是 F》讓我們看見，如何以積極的態度，面對這可能來的一切。閱讀，讓我們好好活著，活出自己期待的生命樣貌。

推薦序❷

透過作者的持續發聲，改變社會對精神疾患的刻板印象

精神健康醫學科專科醫師　金志龍

很高興這本書能出版，一直以來我和團隊致力於消除社會對精神科、精神科疾患、藥物治療的刻板印象，但總有一堵翻不過去的牆——人們對精神科醫師的不信任。即使我們用再怎麼多的實際臨床案例去說服病人，他們大部分還是會說：「你會這麼講是因為你是醫生，不是病人。」因此我一直盼望著有病人願意站出來勇敢分享自己的故事。

這本書不僅談論作者自身的憂鬱症和躁鬱症，還有她如何經歷並對抗社會對

精神疾病的成見，文字相當有力量。在這條辛苦的道路上，她以過來人的身分，為才剛要踏上這條荊棘之路而徬徨失措的朋友們，提供溫暖又實用的建議。希望透過這本書和作者的「持續發聲」，能摧毀社會普遍對診斷代碼F的刻板印象。

推薦序 ❸

治療還在繼續，人生也還在走

《超棒憂鬱白書》作者　徐橘

這本書令我最敬佩的地方，就是荷妮並沒有把自身遭遇當作一場不幸。一個人能察覺自己生病，並且實際尋求幫助，在我看來她一點都不可憐，而是非常強韌。強韌的荷妮用一種取材的方式，把自身的治療經驗記錄下來，像一篇溫柔的故事，又像一首激昂的加油曲。

我特別喜歡採訪精神科病友的章節，荷妮能夠從過去成天臥床的消沉狀態，變得開始意識到身邊的病友，並且傾聽他們的故事、對這些人產生好奇心，得要克服多少個煎熬的日子啊！謝謝荷妮伸出援手，也謝謝抓住這雙手的朋友們。我們並不奇怪，也不是孤單一人。

別擔心，治療還在繼續，那只是因為我們的人生也還在繼續而已。

作者序

因為憂鬱症，我反而更認識自己

精神科疾患的診斷代碼[1]是F開頭，我一個人就有好幾個F開頭的疾病。精神科根據外顯症狀做診斷，所以病名會因為不同的醫師、不同的就診時間而有所差異。四年前，我第一次被診斷出來的是F41.2「混合性焦慮與憂鬱疾患」，之後又有F32「輕度憂鬱症」發作、F42「強迫症」，最近則是F31.3「雙極性情感疾患」，以憂鬱期為主。

自從被診斷出F編碼後，我的人生就變了。或許有人會覺得，不過就是個憂鬱症而已，不至於人生驟變吧？但對我來說確實是個轉捩點。女性主義學者蘇珊．溫蒂爾（Susan Wendell）就在她的著作《遭拒的身體》（*The Rejected Body: Feminist Philosophical Reflections on Disability*）提到「痛苦能帶來人生最重要的教訓，我們會感謝它，因為它使我們改變。」對我而言，憂鬱症就是蘇珊所說的痛苦。

如果問我人生最悲痛的事是什麼，我想應該是我最深愛的外公去世，但除了傷心難過之外，也沒什麼不對勁的地方。說到我的家庭背景，我出生在一個「正常」的家庭，小時候就讀的是代案學校，[2] 所以不像接受傳統教育體系的朋友壓力那麼大。升學考試的成績勉強上了大學，也低空飛過畢業門檻而順利畢業。

求職期間我白天讀書，晚上忙著打工，雖然媽媽有時候看我辛苦，忍不住落下疼惜的眼淚，但我並不覺得自己苦，畢竟我改變不了外在情況，又何必為此煩惱難過呢？我後來也很幸運考進了報社。一直以來我都抱持著隨遇而安的態度生活，也沒遇過什麼大難，自以為「人生不過如此而已」；但是現在我終於明白，

1 譯注：根據國際疾病分類編碼方式（International Classification of Disease and Related Health Problems，簡稱ＩＣＤ），精神與行為疾患的診斷編碼為F01-F99，ＩＣＤ為國際上有系統將各種疾病傷害及有關問題或事項統一標準，給予系統化的分類，以作為醫療人員歸類統計分析與研究等用途之編碼方式。

2 譯注：意指體制外教育，在韓國稱為「代案教育」，是相較於主流教育的替代方案。

平安幸福的日子其實需要投入相當多的資源。

有一天，我在沒發生什麼重大事件下就突然得了憂鬱症，醫生只告訴我：「即使沒有特別的原因也有可能得憂鬱症。」我以前從未認真煩惱過人生，但得了憂鬱症之後我的腦袋就開始拚命跑出一堆難解的問題——我為何活著？我花超過大半天的時間在工作，難道我是為了工作而活嗎？這樣也太可悲了，我還要繼續活下去嗎？

我被這些無解的疑問給擊垮了，一切變得索然無味，每一分、每一秒都充滿著痛苦且毫無意義。那時多麼渴望回到以前那個無憂無慮的狀態，現在也是。雖然憂鬱症帶來成長，但我還是喜歡發病之前的我。但既然我不能一死了之，那只好想辦法解決問題。既然決定要活下去了，就要活得不那麼痛苦。

得憂鬱症之後，我第一次認真思考以前從未有過的問題。先不考慮「過得好」，那太遙遠了，現在更要緊的是，為了活下去我必須先好好認識自己。我得先弄清楚自己喜歡什麼、討厭什麼，這樣才能把討厭的事情減少到最少，讓自己壓力不要那麼大。不過，一遇到討厭的事就逃避也不對；面對喜歡的事也要問「這真的對我有益嗎？」例如我愛睡覺，但整天賴在床上則是無益的。

得憂鬱症之後我的重心漸漸轉移到「自己」身上，我會問自己：「現在心情如何？為什麼有這樣的情緒？這對我有益嗎？」透過反思，我更認識自己。我以前可曾如此認真看待過自己呢？過去頂多注意體重增加了幾公斤、減少幾公斤，或者喜歡哪些類型的電視劇、喜歡寫什麼樣的文章而已。

得憂鬱症後變得更在乎自己算是優點也是缺點，因為凡事都要意識到自己，其實是很累人的事。只要我的狀態跟平常稍有不同，我就會緊張得半死，例如自從一位思覺失調症患者說：「我一開始只是耳鳴，後來就聽到人聲。」從此之後我只要出現耳鳴，就很擔心自己變成幻聽。

我偶爾會去附近的河邊散步，看到跑步的人這麼多，我也一時興起跑了短短的十分鐘。跑步比散步更能感受到風的吹拂。我發現自己從未如此無目的地跑著，就連高中體適能測驗也不曾跑過。幾天後，我懷念風拂過臉龐的清涼，又去跑了二十分鐘。又幾天後，我又跑了二十分鐘。**「跑步」對於憂鬱的大腦來說是件好事。**

然而我又突然擔心起來，心想為什麼我會去做平常沒做的事？該不會是輕躁症吧？要是跑一跑體力耗盡，而陷入重度憂鬱情緒怎麼辦？

「醫師，我最近晚上常常去跑步，該不會快要進入躁症了吧？」後來我把這件事告訴我的主治醫師。

「妳多常跑？跑多久？」

「大概兩天一次，跑二十分鐘。」

「妳為什麼覺得跑步是躁症？」他笑著問我。

我覺得很難為情，只好笑笑帶過。我怎麼會以為短短二十分鐘的慢跑是躁症前兆，甚至會耗盡體力呢？這種輕度運動沒什麼好大驚小怪的，如果真的要感到奇怪，應該是下班後連續走路十小時不睡覺。從這個例子就能知道，憂鬱症患者有多麼容易為一點小事窮擔心了。

上帝為我關一扇窗，也必會再開一扇窗

但憂鬱症也不是只有壞處，好處是我更認識自己之後，就能更快做出決定。雖然並非每件事都能果決判斷，但清楚自己喜歡什麼、討厭什麼之後，我就更知道該怎麼做決定，變得更有自主性。

朋友慧美說，她得了憂鬱症之後對生病的人更有同理心；躁鬱症病友志勳說，

現在他在地鐵看到大聲自言自語的人則心想：「那個人一定很痛苦吧！」我跟他們一樣，也變得更有同理心，以前的我雖然知道每個人脆弱的地方不同、對痛苦的感受程度不同，但當時我只是腦袋明白，卻不能用心理解。

我曾經因為病歷上一大串的F編碼而深信我的人生完蛋了。我心想有誰會喜歡帶著這些紀錄的我呢？我甚至以後再也不能買保險了（每家保險公司規定不同，通常精神科治療結束三至五年後可以加入一般保險），我還換得了工作嗎？雖然不打算結婚，但以後是不是永遠結不了婚呢？

因此我有好一陣子一心只想回到發病前的我，我想找回以前的生活態度，回顧曾經許下的中長期目標，以及對未來的規劃等等。我認為只有回到罹病之前的我，才算是真正康復。

韓國詩人李晟馥在他的詩集《滾石何時醒來》寫道：「我們通常認為痛是不好的，然而要是某個身體器官出問題卻不覺得痛，不就大事不妙了嗎？（中略）意識到自己生病，雖然還不算真正的治療開始，但可視為治療的初始階段。」

如今，我已記不得發病前的自己，也沒有必要記得了。在治療的初始階段我已經變得跟以前不一樣，很多事情都變了，而且這個改變必然會一直持續下去。

我不再認為人生完蛋，因為上天關了我一扇窗，會為我開啟另一扇窗。

當我的文章不斷遭退稿時，很難不去懷疑像我這樣的人真的有資格寫書嗎？雖然我得了憂鬱症，但程度也不嚴重，況且我尚未走出憂鬱症呢！即使是文字工作者，寫新聞稿跟寫散文畢竟還是不同的，默默無名的我要拿什麼東西給大家看呢？然而，我之所以能持續寫下去，都要感謝一路支持我的病友，他們稱讚我寫出了病人的心聲，不斷鼓勵我繼續寫。不是有句話說「病友強過戰友」嗎？希望我的書也能成為某個人的病友，發揮支持的力量。

本書的出版靠的不只是我一個人，我要感謝 SIMSIM 出版社的團隊，他們比我還認真讀稿並決定方向，也感謝慧美、媛英、志勳、銀日與其他病友分享他們的故事。此外，更要感謝提供我許多寶貴資訊的道友精神健康醫學科醫院的金善熙醫師、Basic 醫院精神健康福祉科的尹哲鎬科長，以及往來三間醫院看診的精神科專科張燦賢醫師。

Chapter 1

原來，這就是憂鬱症

從發病到確診，我的治療之路

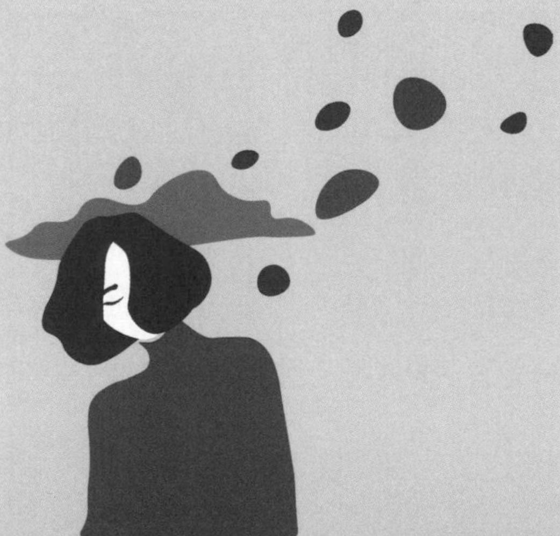

後悔沒有早點去醫院看診

二〇一六年四月，我突然失去食慾也睡不著，但我並沒有發覺事情的嚴重性，反而很開心沒食慾，還自信地以為只要睡前不玩手機就能早點睡。但事情的發展跟我的想像完全不同，從此之後我天天只吃一塊麵包、一罐優酪乳和幾杯咖啡。

有時候突然在幾天內，我又會暴飲暴食，特別是下班回家後要是發現前一天剩下的披薩或炸雞，我就會二話不說，馬上衝去餐桌前一口接一口慢慢地吃。我原本是海鮮素主義者，但那時候我只知道不斷地把食物往嘴裡送，把自己吃到動彈不得，食物好像滿到喉嚨，只要稍微一個動作就會傾瀉而出。

不過要是旁邊有人，就算是在家我也無法如此無節制地吃，我一定要一個人，而且剛好眼前出現食物才會暴飲暴食。兩個妹妹甚至幫我取了一個綽號叫「吸塵器」。如今回想起來，似乎是暴飲暴食讓我有體力，不至於倒下。

我每天大概只睡三小時，而且每小時醒來一次。通常憂鬱症初期的症狀就是失眠，根據專家指出，除了失眠之外還會伴隨著「早醒症狀」，也就是無理由地提早一兩個小時起床。若沒有得憂鬱症，比平常早起頂多再回去睡就好，但不知道是不是早醒症狀的緣故，我再也睡不著，也沒有從床上爬起來的動力。正確來說，我想起床但是身體不聽使喚，心裡擔心上班會遲到，身體卻死死賴在床上。

不久後，我開始莫名其妙地哭。我通常下班回到家才哭，但眼淚要奪眶而出並不會分時間場合。有一次我在大學路的咖啡廳，窗外可以看見馬羅尼埃公園，春天和煦的陽光照得樹葉閃閃發亮。我打開電腦正準備工作，卻不自覺地掉下了眼淚。

我還以為是窗外美景讓我感動落淚，因為我很容易受美麗的事物感動，再加上當時是我最愛的春天。若真如此，淚水在眼眶裡打個轉就該乾了，但我的眼淚卻流個不停。我哭得厲害，其他桌的客人都在看。我驚慌失措，不曉得自己到底為什麼哭，沒什麼事值得我哭的呀，而且心中也沒有傷心、生氣或任何足以使我落淚的情緒。

我本來假日會去找朋友，但後來我變得足不出戶，能躺著就躺著，躺到腰痠背痛就起來看書。我一邊看書、一邊哭，彷彿看書是為了哭，以為哭夠了、情緒發洩完了，我就會好起來。雖然妹妹們擔心我一整天在家無聊，但我一點都不無聊。一天的時間變得特別短暫，一下子就過了，後來我才知道這叫做「精神運動遲緩」（psychomotor retardation），是生理時鐘受到憂鬱症影響而變遲緩的現象，也就是說，我的身體所感受的一天少於二十四個小時。

接下來的症狀大概發生在第二週和第三週。每當我從床上或椅子起身就會感到嚴重的頭暈目眩，有時候走路走到一半會感覺身體失去重心，只好趕緊停下腳步。此外，上班時間很難專注，平時兩小時就能寫出來的稿子，現在卻得奮戰一整天。我才體認到原來睡眠和營養是多麼重要的事。現在回想起來，我當時怎麼不知道自己得了憂鬱症呢？怎麼不覺得自己出了問題呢？大概是因為我根本不知道憂鬱症會怎麼樣，且憂鬱症也從來都不在我的選項中吧！

焦慮、失眠或難以專注，都可能是憂鬱症前兆

後來我把這幾週的狀況告訴朋友，他們懷疑是憂鬱症，還建議我去看精神科。

我心想太誇張了，看什麼精神科？我只不過是沒食慾、失眠、淚腺變發達而已，怎麼會是憂鬱症呢？居然要我去看精神科！雖然我知道朋友是替我著想，但我只把他們的話當耳邊風。

我的狀態越來越糟，變成一天只喝一瓶優酪乳，還變得很健忘，必須三不五時把電腦和筆記本內的「待辦事項」拿出來確認，否則腦袋就會一片空白。真後悔當初沒馬上去看精神科。

又過了一些時日，無力感壓垮了我，我開始懷疑每件事。既然什麼事都提不起勁，為什麼還要吃飯？提不起勁，見朋友有意義嗎？我為什麼要上班？既然連起床都嫌煩，什麼事都煩，那我活著有什麼意義呢？韓國作家李應俊就說過，除了人之外，沒有任何動物會懷疑自己存在的意義，一直追根究柢，最後得到的答案則是無意義。對什麼事都感到懷疑的我，最終只想從這個世界上消失。

起初我懷疑這就是自殺想法，但得過憂鬱症的朋友說，自殺跟想要消失是不一樣的，因為不可能從世界上消失，所以才選擇自我了斷。他說這是很現實的問題，因為不死，就沒辦法從痛苦中解脫，讓他痛苦的不是外界，而是不想再過著達不到自我期待的人生。

他會這麼想，是因為憂鬱症讓他天天活在自責與無力感之中。

我並不想自殺，也沒有自信能為我的死亡負責。自殺後我就解脫了，但麻煩的是後續一連串的暴風雨，例如養育我的外婆和父母、妹妹們會有多麼難過。活著好累，但死亡也很沉重。我希望「我」這個人原本就不存在，即我家原本就只有三個孩子，而不是四個孩子少了一個。我希望我消失後，世界還是照常運轉。雖然一想到這個世界少了我也不會有太大差別時，難免會難過，不過當時的我依然渴望消失，因為我不想再承擔任何一點責任了。

韓國保健福祉部（類似台灣的衛生福利部）建議，**若持續兩週出現憂鬱、情緒激動、焦慮、持續疲倦、難以專注、失眠、暴飲暴食或食慾不振時，就該尋求精神科的幫助**。我已經持續上述症狀一個月了，體重大概掉了五公斤，大家見到我都說我看起來很累，我自己照鏡子也這麼認為，我的臉上出現了失眠一週的人才會有的黑眼圈。於是，我終於就醫了。

萬一不是憂鬱症怎麼辦？

我對第一次踏進精神科診所的記憶猶新，畢竟任何事的初體驗總是印象深刻。診所位於一棟充滿醫療院所的建築物四樓，電梯裡擠滿了人，樓層按鍵旁寫著各家醫院的名稱，四樓除了我要去的精神科診所之外，還有另一家專科診所。沒有人按四樓，我正遲疑要不要伸手，好在幾秒後有人按了。四樓一到，我跟那個人一起出電梯，但他往另一個方向走去。

找精神科診所比想像中還困難，內心急如熱鍋螞蟻，卻不知道該去哪類型的醫院，也不知道怎麼就醫。找精神科是很茫然的，不像找內科或牙科，因為從來沒得過精神病，也不知道哪些資訊值得信賴，且當時我周遭幾乎沒有人提到自己罹患憂鬱症、焦慮症、躁鬱症或其他情緒疾患。在網路上搜尋「精神科」，除了跑出「某某某精神健康醫學科」，還有許多名稱帶有「治癒、心理、花園、曙光」

等字眼的精神科醫療院所，在韓國入口網站 Naver 的知識和我常去的討論區裡也有不少人問「請推薦不錯的精神科」，原來精神科診所比想像中還多，我也很意外有這麼多人和我經歷著相同的痛苦。

後來我請教了當初建議我去就醫的朋友，因為他曾經接受成人過動症的治療。好在除了網路知識外，我還有個實際生活中能諮詢的朋友。他推薦了一家評價很高的醫院，雖然他沒去過，但聽說醫師很實在，不會過度治療，所以我就決定去那家了。初診必須預約，可預約的時段只有平日上午，因此我向公司請了半天假，幾天後去看診。

走廊很安靜，但沒想到門一推開裡頭擠滿了人。我好久沒見過私人診所像這樣大排長龍了，記得上次看到這樣的情況，是在急性出血結膜炎大流行時的眼科診所。知道很多人默默在看精神科之後，剛剛在電梯裡的憂慮頓時減輕了一些。然而，候診室病人的樣子又讓我焦慮起來，其中有一位中年女士一直哭，旁邊看似她丈夫的男人攙扶著她，感覺她沒辦法靠自己行走。儘管知道不該盯著別人看，我還是忍不住偷瞄其他病人。

弔詭的是，我一方面心裡否認憂鬱症，一方面卻又擔心診斷出來不是憂鬱症。

我還記得我那天的打扮，為了看起來不像無精打采的病人，我做了平常沒有的裝扮，特別穿上雪紡紗襯衫、寬褲，還化了妝。環顧候診室，沒有人像我一樣精心打扮，在這裡我顯得格格不入。明明我出門時希望自己不像個病人，但現在坐在候診室卻想要被當成病人了。

等待期間千頭萬緒在我腦中交織。我不像那位女士哭到無力行走，是否意味我還不到需要就醫的地步？真正的憂鬱症怎麼還會有心思化妝打扮呢？其他人看我這樣，心裡會怎麼想？醫師看我穿成這樣，會不會對我有先入為主的想法？萬一我講了我的症狀，醫師卻認為是我大驚小怪怎麼辦？那不就丟臉丟大了？每個人日子都不好過，是不是用不著去看精神科？要不要趁現在離開呢？護理師應該不會把我叫住，問我要去哪裡吧？

就在我快被無數個念頭淹沒時，護理師叫了我的名字。進入診間後坐下，醫師問我：「有哪裡不舒服嗎？」我說：「嗯，最近吃不好，也睡不好⋯⋯」才講到一半眼淚就奪眶而出。我哭得不成人形，啜泣到難以呼吸。

「幾天前，我突然在辦公室哭了⋯⋯對不起，我也不知道我是怎麼了。」

感謝桌上正好擺了一盒抽取式面紙，可以讓我肆無忌憚地抽。我心想幸好哭了，眼淚像是證明了什麼。醫師問我最近發生了什麼事，我想不到什麼特別的事，他要我儘管說，小事也無妨。我回想，三月左右跟死黨鬧翻，四月外婆生病，這兩件事雖然都令人難過，但我不認為有嚴重到成為罹患憂鬱症的關鍵原因。醫師說，**憂鬱症即使沒有重大事件引發也有可能發病**，並且要我透過諮商來找出原因。我才知道，原來不需要特別的大事也有可能得憂鬱症。

問診結束後，我還做了自律神經功能檢測，為的是了解交感神經和副交感神經的平衡狀態。護理師在我的胸部、手、腳綁了帶子，並叮嚀我不能動。這時候我還在擔心，萬一檢查結果發現不是憂鬱症怎麼辦？我這麼痛苦，要是身體卻是正常的，醫師會不會認為我的眼淚是騙人的？如果我這時候移動身體，會不會測出來的結果更接近憂鬱症呢？要不要試試看呢……（但我沒做）。

確診憂鬱症

經過幾項檢測後，我的身體果真出現了生病的訊號。醫師指著我的報告，說我的圖表跟沒有憂鬱症的人不一樣，正常狀態下興奮時，自律神經系統的交感神經會變得亢奮，休息時則是副交感神經亢奮，兩者互補，但我的自律神經系統卻沒有發揮正常的作用。除了這點之外，我已不記得醫師當時還說了什麼，一方面是內容太難，一方面是我哭得不成人形。醫師還說我目前是從急性憂鬱症過渡到慢性的階段，光是罹患憂鬱症就叫我難以接受了，沒想到才剛開始要治療，卻已經要轉成慢性……。

他開給我三天的藥，要我三天後再回診。我說我太忙沒時間過來，醫師頓時露出無奈的表情看著我，解釋說只開三天的藥是因為要試看看藥的種類和劑量，之後就會慢慢拉長時間，且萬一服藥出現副作用，有可能會有嚴重嗜睡或心跳加速的症狀。我問這兩種副作用彼此有什麼關聯，醫師解釋說嗜睡是由鎮定劑引起，心跳加快則是由抗憂鬱劑引發。

我強忍著淚，一邊抽泣一邊問：「我病得很嚴重嗎？我的症狀才不過一個月，已經有可能是慢性了嗎？」

醫師說我可能以前就有症狀了，只是沒有顯現出來才察覺不到，症狀會顯現出來表示狀況已經不太樂觀了，他還問我怎麼一個月瘦了五公斤才來就醫。醫師說的都沒錯，我只能啜泣點頭。

我居然得憂鬱症了。我想這下完了，但好在已經知道病名，就有辦法治療，也有可能痊癒吧？我問通常要多久才會「根治」，醫師說短則三到六個月，長則一年。也就是說我必須天天服藥持續至少三個月，我從來不曾吃這麼久的藥。以前常常跟朋友開玩笑說：「妳得憂鬱症了嗎？」沒想到憂鬱症這麼可怕，好擔心現在的狀態會一直持續到痊癒為止，那我還能工作嗎？別說工作了，我還能好好睡一覺嗎？

跟醫師談了約二十分鐘，涕淚縱橫的我再度回到候診室。我很驚訝繳完費拿到的不是處方箋，而是藥袋，護理師說這是「院內處方」。藥袋上寫著「〇精神健康醫學科」，〇代表院裡兩位醫師的姓。我把藥袋折起來塞入包包，離開了診所，腦袋開始計算著：現在是二〇一六年五月，大概夏天的時候我就痊癒了吧？但是寫這本書的現在已經是二〇一九年九月了。

我的第一位精神科醫師

治療憂鬱症的三年又四個月期間，我總共換了三次醫院，現在這間是第四間。有的是醫師主動建議我轉診，有的是我私底下換的。前三間老實說都不錯，但是不太適合我，現在這位醫師跟我很合，而我接下來要談的是第一位主治醫師。

我的第一間精神科診所共有兩位男醫師，我選比較年輕的那位，他看起來很開朗，也很願意聽我說話並且適時給予回應，例如「對啊」、「這樣啊」、「妳一定很痛苦吧」，讓我有被理解的感覺。起初為了調整藥劑量，短則三天、長則七天回診一次。初診問診時間約二十分鐘，之後縮短為五到十分鐘左右。我在那邊看了兩個月，不過實際跟醫師見面的次數其實不到八次。一開始我覺得醫師很懂我，但後來漸漸有被當小孩哄的感覺。

正確地說，我是被當成一個「不成熟的人」。醫師雖然擅長傾聽，還會用「不哭不哭，秀秀」安慰我，但是每當我以「成年病人」之姿提出要求時，他的表現讓我感到有點心不甘情不願。例如，我想知道我正在服用哪種藥物、該藥物可能有哪些副作用時，他的表情就變了。

「這麼多病人，只有妳會問這個問題，表示妳更焦慮了。儘管相信我，照醫師說的做就對了。」或許是我誤會了他，可能他只是基於醫師的立場才這麼說，但從他的表情和語氣上，的確都讓我覺得他不情願解釋。

雖然只是短短一句話，但這些話卻幫倒忙使我更焦慮。我腦海不斷地想，原來只有我會問這種問題，難道我真的過度敏感焦慮嗎？所以我才會得憂鬱症和焦慮症吧！該不會我問了這種蠢問題，醫師就不願意幫我好好治療了吧？我自責自己不信任主治醫師，也後悔問了不該問的問題。直到現在，我還是不知道憂鬱症初期，自己到底吃了什麼藥。

問題得不到答案讓我變得更焦慮了，正好當時某演員因為安眠藥副作用身亡，我好怕我吃的就是那款藥，所以醫師才不願意告訴我。我心想，該不會其實半夜我都會夢遊？萬一夢遊到一半死了怎麼辦？我還問同住的兩個妹妹，有沒有看過我晚上爬起來到處走。這些問題聽起來杞人憂天，但沒辦法，畢竟我當時生病了。

醫師在解釋檢測結果時，也是一貫敷衍的態度。例如，我做了明尼蘇達多相人格量表（Minnesota Multiphasic Personality Inventory，以下簡稱ＭＭＰＩ）和語句完成測驗，在第二次問診時，醫師對我的測驗報告簡單說明了一番，我問：「請問這項是什麼意思？」醫師卻說：「這項跟妳沒有關係。」我鼓起勇氣好不容易才提出了問題，當然沒有多餘的勇氣跟他說「但我還是想知道」，只好抱著滿滿的疑問離開了診所。

後來我在現在的診所又做了相同的測驗，並請醫師解釋所有項目，才知道第一位主治醫師說跟我無關的項目其實是「社會內向」，簡單來說就是與人際關係態度有關的項目。的確如他所言，與我沒有太大的關聯，但也不能說是完全無關。憂鬱症患者通常有人際關係方面的困難，但因為我跟周遭的人都相處融洽，所以不太理解為什麼憂鬱症會找上我，現在我終於明白了，**原來憂鬱症不一定跟人際關係傾向有關**。

找到適合自己的醫師

在第一間診所看診了幾個月，這段期間我申請停職去旅行，還交了男朋友，但憂鬱症不見好轉，停職期間雖然稍微好一些，但復職後又漸漸回到原點。我越來越常失眠，或許是因睡眠不足，總是頭痛得厲害。有一次我突然聽到「嗶」一聲，腦袋像快要裂開，我下意識猛搖頭，還一邊放聲尖叫。原本以為這種事只會出現在電影裡，沒想到有一天會發生在我身上。

事發第二天，我一起床就馬上衝去診所，追問醫師為什麼五個多月了還沒好、有沒有康復的可能性。此時我仍頭痛欲裂，絕望與委屈害我又哭了。霎時，我看到醫師的臉上閃現了一絲絲不耐煩的神情，他要我轉診到大學醫院，還建議我考慮住院。後來他還說了幾句，但我聽不清楚，因為頭太痛了，身體也頓時失去力氣，像浮在空中一般。

當時我哭著說不想換醫院，以為住院或轉診到大學醫院人生就完了。但現在的我已經改觀了，也知道病人不一定全都要依照醫師的意見來做，然而那時候的我以為只能照做，便絕望地大哭起來。

「我能做的都做了。」醫師打斷了我。這句話有種被男朋友提分手的感覺，就算他把我當成一個不成熟的人看待，但起碼這五個月來他是最了解我狀態的人。

這間診所就在地鐵站正對面，我回家得搭地鐵。這段路很短，我卻走得很艱難，我不斷告訴自己：「走吧！往地鐵站走吧！搭車回家吧！」明明車站就在眼前，我卻怎麼走都走不到。我感覺每一步都踩不著地，必須更用力踏步。雖然我常覺得全身無力，但飄飄然的感覺持續這麼久還是第一次。

不可否認的，他大部分的時候都很體貼、開朗，即使問診時間越來越短，但他都會耐心聽我講話，並且鼓勵我會有康復的一天、不要灰心，說我們會一起變得更好。就算經過好幾年，我到現在都還記得每次他笑著迎接我的表情。我相信一定有其他病人適合他，畢竟那間診所很有名，平日都要等候一小時，假日有時候甚至要等兩小時。

不過，對我來說他不是個好醫師，換了其他醫師之後我才發現他有多麼不適合我，果然還是要比較才知道。他最後那句「我能做的都做了」給我很大的打擊，老實說他真正想表達的其實應該是「我要放棄妳了」，只是把話講得好聽一點而已。我後來並沒有去他推薦的大學醫院，也沒住院，而是請朋友推薦其他診所。

換醫師很麻煩，尤其在上一家診所待久了更麻煩。愛情長跑後分手的人都說，一想到談戀愛又要從頭互相了解就覺得很累，我認為病人跟精神科醫師的關係也是如此，已經跟上一位醫師講了這麼多，換了人又要重新開始，從哪時候發病、有哪些主要症狀、從事什麼工作、家庭關係如何……全部都要再講一遍。

即便如此，人們依舊會結束長久的關係，投向新的關係，因為我們知道勉強在一起不會有好結果，且我們終究會明白，比起開啟一段新關係，賴著不合適的人更耗神。**因此，為了趕快好起來，也為了活得更自在，我希望任何人都不要放棄尋找更適合自己的醫師。**

認識憂鬱症治療❶

找精神科醫院時，必須考慮的三件事

❶交通距離比想像中重要

最初下定決心去看診時，根本沒考慮過距離遠近的問題。決定去看診這件事給我很大的壓力，非常需要他人幫助，這時候最可靠的莫過於「親友推薦」。緊要關頭，誰還管得了那麼多，聽了朋友一句「我沒去過，但聽說不錯」我就去了。

那家診所跟我家恰巧是反方向，離公司也很遠，三個地點連起來是個三角形。當時看一次病來回就得花兩小時，但我不以為意，後來改去離公司很近的診所之後，才發現自己之前實在太傻了。

醫師為了掌握病人的狀態以及用藥，病人必須定期回診，前期三至五天回診一次，接下來變成每週一次。憂鬱症或焦慮症短則三個月，長則維持好幾年，考

慮到回診頻率與治療時間，當然是距離越近越好。

若發生突發狀況也需要回診，例如焦慮症患者遇到一個輕微的外部刺激就可能過度反應，這個時候我就會衝去找醫師，哭著請他開緊急備用藥給我，要是距離很遠一定會感到相當絕望。

有一次我正要搭地鐵，突然呼吸困難，好不容易抓回注意力，查了去醫院的時間居然要一小時，而回家的時間也是一小時，因為太過焦慮無法做決定，我就先坐在月台的椅子上。因為喘不過氣，我就一直彎著腰，直到呼吸稍微順一點時拿起手機一看，才發現已經過了一小時。精疲力竭的我最後搭了計程車回家。總而言之，請選一間離家近的醫院吧！

❷預約制的優缺點

醫院又可以分成預約制和非預約制，前期建議找非預約制，畢竟決心就診的念頭稍縱即逝，好不容易要去卻碰上閉門羹，很有可能一拖再拖。當你錯過了看診的衝動就更不會去了，一方面可能是覺得狀況好轉，但更大的原因是覺得很麻煩，**因為憂鬱症患者的共同點就是無力感，什麼都不想做。**

要是拖延期間症狀好轉，當然值得恭喜，但就我所知大部分是情況相反，病人的症狀時好時壞，病情變得比當初更嚴重。如果你常常食慾不振、失眠、什麼事都提不起勁、無來由地哭，我建議你「先」去找一間非預約制的醫院。

不過非預約制的缺點就是「等待」。漫長的等待時間就算了，我最不喜歡的是遇到其他病人。看到他們我心裡就會想：「那個人看起來好端端的，是哪裡出了問題？那個人需要人陪同，是不是病得不輕？那個人看起來像剛哭過。」一想到別人也像這樣檢視我，就好想把自己藏起來。

此外，要是排在我後面的病人很多，整個看診過程就會變得很緊張，總不能一個人占用二十分鐘，讓後面二十個人乾等，所以有時候談了五分鐘就結束了。現在我去的診所採預約制，每個人分配到的時間是十五或二十分鐘，而且最棒的是不會跟其他病人對看，不需揣測其他人的狀況，也不用擔心自己被放大檢視。

然而每個人對「候診病人」的看法不同，也有朋友說看到這麼多人坐在一起感到很安心，尤其遇到跟自己年齡相仿的病友還會有種同病相憐的感覺，心想原來自己並不奇怪，並不是只有自己有問題。以憂鬱症為主題的漫畫《超棒憂鬱白書》，也講到候診室的病人有種互相加油打氣的感覺。

❸合適的醫師才是關鍵

所有條件中最重要的就是醫師了。就我本身的經驗，我的前三位醫師都不適合我，第一位醫師把我當小孩哄，第二位則是讓我覺得他不是在治病，而是在評論我的過去，令我非常不悅，雖然他本意可能只是想安慰我，但我還是無法接受他才見幾次面就妄下斷語。而第三位醫師只會說「這樣啊」、「沒關係」、「不會啦」，害我每次走出診所都懷疑自己為什麼要來。

這些經驗讓我明白自己不喜歡什麼，包括：

- 我不喜歡被當成小孩。我只是不太會控制情緒，並非不成熟。
- 我不喜歡越線。醫師不該去評價「李荷妮」這個人，而是對我的病提供客觀的資訊。
- 我受不了「只」會聽的人。

現在我的主治醫師懂得傾聽並給我適切的建議，他不僅關心我的身體狀況，還會問我復職後的狀態、是否習慣新家環境、跟妹妹吵架之後感情如何。當然，問診之前他還是需要溫習上一次的問診紀錄，不看還能記得這麼清楚的人應該不多吧？除了問診之外，他也不會閒聊一些沒必要的話，而且不論是解釋我的病情或給建議，他都會選擇我容易理解的用字遣詞。

記得有一次要聽MMPI的報告說明，醫師向我解釋某一項的意思，他說：「這個項目表示大部分的人覺得是A時，妳有比較高的傾向覺得是B。」聽完我覺得自己滿特別的，我喜歡特別的感覺。後來我才發現那個項目跟思覺失調有關（思覺失調症在韓國被更名為調弦症，但調弦有「調整弦音」的意思，較不適合用於檢測量表，所以在心理測驗中依然使用思覺失調症一詞），雖然發現的時候有點驚訝，但我更感謝醫師當初的解釋方式，要是他當下就告訴我「這一項跟思覺失調有關，妳比其他人更容易罹患該病症」，我一定會陷入更嚴重的憂鬱和焦慮之中。

很多人害怕換醫師，因為找醫院和適應新環境很麻煩，認為就算換成別的醫師也差不多。有些人即使不滿意現在的醫師，但因為怕換人會對醫師「不好意思」，所以不換，但依我的經驗，**找到適合自己的醫師感受絕對不同，且對治療也有很大的幫助**。

心理測驗真的準確嗎？

我目前總共換了三次醫院，每次都做了必要的檢測，雖然沒有硬性規定要做，但為了了解自己的狀態，我有時候會主動要求做測驗。

每間醫院的測驗項目跟費用不盡相同，但也大同小異。基本項目是ＭＭＰＩ和語句完成測驗（Sentence Completion Test，簡稱ＳＣＴ），此外還有氣質性格量表（Temperament and Chacter Inventory，簡稱ＴＣＩ）、羅夏墨跡測驗等。我的檢測費用約兩萬至七萬韓圜（約新台幣五百至一千七百元）左右。

ＭＭＰＩ是精神科測驗中最常見的測驗之一，總共約有五百六十道題目，只需回答是或否，其中有些題目是重複的，甚至有十六題完全一樣，這是為了檢驗回答的一致性。

ＭＭＰＩ測試結果又分成①疑病、②抑鬱、③癔病、④精神病態、⑤男性化女性化、⑥偏執、⑦精神衰弱、⑧思覺失調、⑨輕躁症、⑩社會內向等十個指標，我做過三次，疑病、抑鬱、偏執比平均值高，精神病態稍微低於平均值，思覺失調稍微高一點。

精神病態容易聯想到精神病態狂，而這項偏低不見得好，因為精神病態低於平均值的人容易有服從權位或社會規則、自我批判、道德標準嚴格、過度依賴治療的傾象，醫師說的每一項都剛好跟我符合。

SCT也是普遍使用的測驗，受測者需完成未完成的句子，重點在於必須照實寫下第一個浮現於腦海的句子，這樣才能準確呈現受測者的狀態。可參考下方句子，後方空白處就是要由受測者填寫。

當我遇到奇怪的事時，＿＿＿＿

我的未來＿＿＿＿

我害怕＿＿＿＿

跟其他家庭比起來，我們家是＿＿＿＿

我最厲害的強項是＿＿＿＿

我在第一間診所與心理諮商中心都做了這個測驗，發現兩次的測驗內容不一樣，才知道原來ＳＣＴ有幾十種，根據刺激字詞的類型，可檢測出受測者對家庭、朋友、權位者、過去、未來、目標、希望等的態度。

我沒做過羅夏墨跡測驗，但一提到精神科測試人們就容易想到它。墨跡測驗是給受測者看類似轉印手法繪製的圖片，並提出問題如：「你覺得它看起來像什麼？」「你想到什麼？」「為什麼覺得像這個？」

圖片總共十張，有黑白也有彩色，有些圖案具體容易回答，有些則很抽象，越抽象受測者的回答越多元。之所以需要具體的圖片，是為了測驗受測者是否能正確辨認出圖片。透過羅夏墨跡測驗可以測出憂鬱或焦慮程度、目前感興趣的事物、資訊處理能力、不同狀況下的壓力、自制能力等，若受測者對圖片的反應太少或隨便應答，就沒辦法做詳細的分析。

然而這些測驗有多準確呢？雖然我的疑病、抑鬱、偏執基本上都偏高，但兩次檢查出來的數值都不一樣，畢竟人的狀態是流動的，當我跳脫強烈的憂鬱時，抑鬱的數值會大幅降低，但在憂鬱症前期，原本不明顯的精神分裂相關數值則會變高。主治醫師說，**人的自我或情緒經歷了巨大衝擊時，該測試指標也會受到影**

響，因此測驗只能顯示當時的狀態，而不代表狀態會持續。

由此可見，用一兩項測驗並無法斷言一個人的長期狀態或性格，精神科專科金善熙醫師就說：「人是非常複雜的，測驗出的結果也是千變萬化。我們不能說哪個測驗比較準、哪個不準，只能說該測驗比較能測出某些項目。」

不過，金善熙醫師也建議避免相信太簡化的測驗，**越簡化的測驗越容易把人分成幾個極端的類型，這樣的測驗不但缺乏深度，也缺乏科學根據**。像是最近很流行的邁爾斯—布里格斯人格類型指標（Myers-Briggs Type Indicator，簡稱MBTI）就是其中之一，該測驗把人格簡化成十六種人格類型。

若想做深度的測驗，建議做「綜合心理測驗」（Full-battery），每個施測中心的測驗項目不太一樣，但通常會做大概十項測驗，費用約三十萬至一百萬韓圜（約新台幣七千四百元至兩萬五千元），依照受測者的狀態所需時間也不同，至少需要三小時，必要時還會分成幾天來測試。

如果你從來沒做過心理測驗，很想知道自己的狀態卻又擔心費用，除了醫院之外，也可以去社區的精神健康福祉中心做便宜甚至免費的簡單測驗。每個地區的費用不同，建議事前詢問。

（編按：台灣目前也有社區心理衛生中心，亦提供心理諮商服務，每次費用約五十元至兩百五十元不等，有需求者可事先查詢再前往。）

因為憂鬱症，記憶力也變差了

我上網搜尋「三十歲痴呆症」、「年輕人痴呆症」時，看到有一篇報導說：「痴呆症患者十人就有一人是三十至四十歲，且該年齡層患者的病情惡化速度更快。」我半信半疑地做了痴呆症測驗，十四項有八項符合，測驗結果寫著「建議前往附近的保健所或痴呆症預防中心，進行更詳細的檢測」。

我剛罹患憂鬱症時，以前不花吹灰之力就能記得的事情開始變得模糊，例如想要洗碗，走到水槽前面又覺得好像忘了什麼，原來我把要洗的衣服放進洗衣機卻忘了按啟動鍵，於是我又走回洗衣機前按下啟動，機器開始運作，但我卻想不起來在洗衣服之前本來想做什麼。我用手撥了一下頭髮，發現手是濕的，而廚房傳來水流聲，這下才想起來我本來要洗碗……。

我也記不得昨天到底有沒有洗過澡、是否有洗頭，所以每天我都把頭伸向妹妹，問她們：「會臭嗎？」「我昨天洗頭了嗎？」有時候洗完澡，我還會自己大聲地喊：「星期三晚上有洗澡！」這些事或許聽起來很可笑，卻嚴重影響了我的日常生活與心理健康，試想這種事情不是偶爾而是天天發生，那該有多恐怖。

記憶力減退也是我當時申請停職的原因之一，因為我無法消化寫稿要閱讀的資料，明明很認真讀完卻一點也想不起來剛剛看了什麼，只好不斷重看，甚至必須用色鉛筆劃線，這種事一天會發生十幾次。而平常常使用的詞彙、新聞常出現的人物（例如國務總理）的名字我也都想不起來，要花很多時間查詢。

我很擔心記憶力衰退，醫師說記憶力、專注力、判斷力衰退都是憂鬱症的可能症狀之一，這些能力都得靠大腦，但憂鬱症患者的大腦無法發揮正常功能，才會出現這些症狀，這也是為什麼老人憂鬱症常被誤診為痴呆症的緣故。醫師說當憂鬱症好轉，記憶力的問題也會跟著改善，要我不必太擔心。

醫師還解釋，一開始沒有意識到事件的存在時也會記不起來。雖然大腦產生記憶，但大腦必須先意識到事件才會有記憶，而憂鬱症會使人無心去關心周遭事物，因此也就無法意識到它們的存在，好比你不會記得所有路人的臉一樣，因為沒有意識到，所以就記不得。

即使醫師這麼說我還是很擔心，未來太遙遠了，而且未來會怎麼樣誰也不知道，可是我現在經歷的症狀卻是正在發生的事。誰也沒辦法告訴我記憶力衰退到底是因為憂鬱症，還是藥的副作用所造成（某些藥的副作用是記憶力減退），其他患者是不是也跟我一樣呢？

從那之後我開始瘋狂地「寫」，只有寫下來我才不會覺得時間溜走。當時我的日記主要不是記錄心情，而是為了記錄當天發生什麼事。還記得前男友不小心發現我的日記，他很不好意思地問我能不能看，但是看到一半他就說：「沒什麼祕密，好無聊。」便把日記本闔上。對我來說，寫日記的重點不是寫祕密，而是記錄我的日常生活。

我連做心理諮商也忙著記錄，因為必須記得內容才能自己練習心理師的建議。有一天，心理師問我：「這次要不要試著不做紀錄？」因為我每次都埋頭「聽寫」，從來不好好看著她的臉說話。她想讓我知道即使不寫下來我也能記得，就算真的記不得也不要緊。但我前腳一踏出諮商中心，後腳便馬上拿出手機寫筆記。

適當書寫，幫助提升記憶力

過了憂鬱症最嚴重的時期之後，雖然我不那麼容易忘東忘西了，但是問題仍舊存在，我常常講話講到一半想不起來該用什麼字，或是明明知道的事情卻怎麼也解釋不出來。朋友們笑著安慰我說：「大家都會啊！」卻反而讓我更意識到自己的不同，因為我沒辦法像他們一樣笑著說出這句話，偶爾忘記很正常，但我是天天都這樣。

我不太記得重度憂鬱症時期發生了什麼事，記憶就像一張張的照片，只留下幾幅影像，其餘都是片段。要說跟食慾相關的記憶，我只記得我一邊哭、一邊喝下優酪乳，以及站上體重機秤重的畫面。只有翻開日記才讓這些零碎的畫面動起來，才有可能揣測當時的心情。要是沒有那些紀錄，我恐怕也寫不出這本書。

不只我有記憶力衰退的現象，其他病友對「記憶力大不如前」都深有同感。某個二〇一七年發病的病友說：「我完全不記得二〇一七年一整年發生了什麼事，後來的幾年只要症狀變嚴重，那時候的記憶就會喪失，所以從二〇一七年以後時間好像被快轉的感覺。」

另一個病友則建議「複習」，除了記錄之外還要每天複習之前寫的東西，而且不是隨便看一篇就好，而是從頭讀過。假設今天是三月十五日，就要從一月一日複習到三月十四日，如此一來就不會忘記昨天和過去幾個月的記憶了。

事實上他的方法是很科學的，因為要將短期記憶變成長期記憶就必須透過「反覆」。電影《腦筋急轉彎》（Inside Out）就出現過類似的劇情，主角萊莉入睡時，大腦就會把儲存記憶的記憶球運送到記憶庫，存放在長期記憶庫的記憶球要是長期不使用，顏色就會漸漸變暗，最後被拋棄至「無意識」區。

我相信沒有人喜歡把憂鬱症發作的事情記得一清二楚，但更不喜歡失去記憶，整段記憶消失的感受非常令人沮喪。**如果你因為憂鬱症而變得健忘，請練習「書寫與複習」，不要讓你的記憶球失去色彩。**

服用抗憂鬱劑的悲與歡

不知從何時開始，「你吃藥了嗎？」已經變成了我和朋友之間的日常問候語。這句話跟不了解精神疾病且不考慮他人感受而說的「你吃藥了嗎」、「到了吃藥時間」是不一樣的，它代表彼此的問候和關心。我的家人看我憂鬱或失眠時，也會問我吃藥了沒。

憂鬱症第四年，我變成了一個「乖乖」吃藥的病人。我不會隨便斷藥，沒吃藥也不會騙醫師說有吃，不過每次換新藥時，我追問醫師突然換藥的原因、藥效如何、跟之前的藥有何差別、副作用為何之後，會把新藥放一段時間才吃。

韓國社會對精神科藥物是非常排斥的，我懷疑有多少人能第一次拿藥就乖乖按指示服用？媽媽一聽到我去看精神科就說：「聽說吃精神科藥物會變笨，能不能不吃？」其他憂鬱症病友的父母反應也大同小異，基本上都有這種刻板印象。

其實我一開始也非常排斥吃藥，雖然是我自己主動去看病的，但我並不想吃藥。我當時只想靠心理諮商來治療，但醫師說憂鬱症如果嚴重到足以影響日常生活就必須服藥。雖然醫師這麼說，但我還是沒有按時吃藥，為了入睡我通常只吃晚上的藥，早上則不吃或隔天吃，回診時又騙醫師說我有吃藥。當時醫師在意見書上寫著「病人相當在意藥物副作用，對治療的態度兩極」。

每次拿起藥袋就會想起媽媽說「藥物都會有依賴性」，會不會現在吃一兩顆，幾個月後就得吃一大把？我認為既然昨天吃過了，今天或許能靠意志力戰勝憂鬱。如果藥物依賴不可避免，那隔日吃藥應該可以延後依賴性吧？一天吃、一天不吃，應該就能抵銷了？這些想法大概盤旋在我腦中兩個多月。

雖然人們普遍對精神科藥物抱持著負面的刻板印象，但媽媽擔心「吃藥變笨」並不是沒有原因，因為抗憂鬱劑和抗焦慮劑已知的可能副作用就是嗜睡、食慾增加或減退、無力感、疲倦等等。我剛開始吃藥時白天大部分都在打瞌睡，就算逼自己要振作精神，眼皮仍然沉重、狂打哈欠。現在回想真後悔，與其硬撐還不如好好睡一覺。

然而另一方面我的食慾大好，體重比初診時還重十三公斤，我猜是抗憂鬱劑發揮藥效的同時產生的副作用。憂鬱症使食慾低落，而抗憂鬱劑則幫助恢復食慾，只不過我的體重回到平常的數字之後還繼續上升，這是為什麼呢？

因為我晚上吃藥時還會吃宵夜，明明肚子不餓，但就是嘴饞。不論是泡麵、吐司、水煮蛋、紫菜飯捲，我什麼都不挑，好不好吃不重要，就只是想吃。我常常在睡眼惺忪的狀態下狼吞虎嚥，也不知道自己吃了什麼東西，通常還沒吃完我就睡著了，早上起來床邊還留有前一晚吃剩的食物。這些習慣是我發病之前沒有的，問了就讀醫學院精神科的朋友才知道，**原來是藥裡含有多巴胺與血清素等荷爾蒙，這些荷爾蒙會刺激獎勵機制（食慾或性慾等慾望）**。

日子久了，我越來越覺得自己像喪屍，每天早上狂打瞌睡，稍微振作精神之後，晚上又瘋狂吃東西。不過我的副作用還不算嚴重，其他憂鬱症或躁鬱症的朋友若不是跟我一樣，就是比我更慘。就算換了其他的藥，也只是副作用程度的差別，一樣還是會有嗜睡、莫名的食慾增加等症狀。

我之所以還持續吃藥，是為了想過得舒服一點。我不想整晚睜著眼睛，害怕就這樣持續到第二天上班；也不想明明口渴得半死卻爬不起來拿水喝，一邊窩在被窩裡一邊自責。我也討厭忍著嘔吐噁心感，為了吃而硬塞食物下肚。我記得當時什麼都沒吃卻一直想吐，直到現在，我只要壓力一大，還是會出現當初那種想吐的感覺。

很多人問我，吃抗憂鬱劑心情真的會變好嗎？**抗憂鬱劑的確能緩解憂鬱症狀，但我認為不至於把情緒提升到「快樂」的狀態**。對我來說，藥效大概是讓我更容易從床上爬起來的程度，不會因為吃藥就突然變了一個人，像是原本沒運動習慣卻開始運動、嘻嘻哈哈心情大好。要真如此，我絕對不吃那種藥，不覺得這樣很恐怖嗎？

任何治療都不能只靠吃藥，憂鬱症也是

當初我以為藥會從一兩顆變成一大把，但至今尚未發生。雖然憂鬱症狀嚴重時藥量也變多，但經過了三年又六個月，抗憂鬱劑和抗焦慮劑還是維持在最初醫師開給我的最低劑量，而且總共的藥丸數量也一直是四至五顆，所以我才說自己有乖乖吃藥。

能維持低劑量也要感謝我的主治醫師，他會根據我的狀態適時調整用藥。其

實同樣是憂鬱症，每個醫師開的藥都不同，每個病人根據當時的狀態和時期，吃的藥也不一樣。舉例來說，經常半夜醒來或多夢就會改成助眠的藥，情緒激動或過度消沉時也會調整用藥。而頻率方面，有時候一天吃三次，有時候一天只要吃一次。總而言之，醫師會根據病人的狀況增減藥量或調整藥物的種類。

不過，我服藥至今已經第四年，難免會擔心對藥物產生依賴性，尤其我幾乎每晚都會吃助眠藥，要是有一天不得已沒吃藥，我就會滿腦子想著「我沒吃藥」而整晚睡不好。就算不知不覺睡著了，我也會半夜爬起來吃藥再繼續睡。其實現在的我不分晝夜累了都能睡，因此即使不吃藥也睡得著，可是心理就是會依賴。

其他病友也有相同的困擾，例如某個朋友出門上班發現忘記吃藥，一到辦公室立刻翻找包包卻找不到藥，她突然感到極度焦慮急躁，只好偷偷搭計程車回家一趟。她說那時就像便祕好幾天一樣，渾身不對勁。不過諷刺的是，她以前其實非常排斥吃藥。

藥對每個人的效果和副作用都不同，但可以確定的是，藥物不能解決所有問題。從我跟朋友的例子就知道，雖然吃藥的好處是讓我能好好吃飯、安心睡覺，卻不能消除我得憂鬱症的原因，甚至我到現在還找不出發病的原因。而藥物帶給我的副作用，是令人非常痛恨的嗜睡和莫名增加的食慾。

其實其他病的藥物也一樣，例如治療高血壓的降血壓藥，只有服藥時能調整血壓，它並不能讓高血壓消失，其伴隨的副作用包括心跳變慢導致呼吸困難、血液不循環使得下肢水腫等現象。就像高血壓病人透過吃藥調整血壓，我也是透過精神科藥物來控制我的睡眠、食慾、情緒起伏，一旦這麼想，多多少少能降低對藥物的排斥感。

所有的治療都不能只靠藥物，像我之前韌帶斷裂就每天做腳踝復健運動，如果只是吃藥、打針，腳踝還是好不了。又例如人們感冒的時候，通常會刻意吃能改善症狀的食物，或是把環境調整成適合的溫度和濕度範圍。同樣的道理，**憂鬱症除了吃藥之外，也必須營造一個幫助憂鬱症恢復的環境才行**，畢竟這個世界上沒有萬靈丹。

認識憂鬱症治療❸

藥效的原理及作用

要了解憂鬱症藥物的作用原理，就必須先了解「神經傳導物質」這個陌生的字詞。大腦裡有千千萬萬個神經細胞和神經傳導物質，神經細胞互相交換和統整訊息，而神經傳導物質就像接力賽的接力棒一樣，負責將神經細胞A的訊號傳送給細胞B。

與憂鬱症有關且最具代表性的神經傳導物質是血清素、正腎上腺素、多巴胺，其中血清素掌管了情緒、睡眠、記憶力、焦慮、急躁、食慾；感到壓力時會釋放正腎上腺素，它也與活力、動機、興致有關；多巴胺與運動機能、好奇心、成就感、動機有關。因此，抗憂鬱劑的作用就是降低或提升這些神經傳導物質的濃度。

抗憂鬱劑最常見的功效是調整血清素濃度，血清素又被稱為「幸福荷爾蒙」，有些人可能擔心吃了含血清素的抗憂鬱劑後，就會像毒品一樣立刻嗨起來，但其實藥物作用的原理並不是這樣。

假設神經細胞A產生了一百個血清素，且必須將這一百個都傳給B，但是B只收下了三十個，這時候送不出去的七十個血清素又會被A給吸收，使大腦以為血清素不足。此時抗憂鬱劑的功能就是抑制將B未收下的血清素回傳給A，而B「總有一天」會吸收完全。

雖然抗憂鬱劑能抑制血清素被A吸收，但無法保證B能馬上正常接收，因此憂鬱症相關的精神科藥物才需要服用幾個月的時間，不像止痛劑或安眠藥立即見效，兩者的作用原理是不同的。根據專科醫師的說法，抗憂鬱劑最少需服用三至六個月，因此許多人會害怕藥物上癮或依賴，畢竟不論是止痛藥、感冒藥、消炎藥，我們不曾有過長期服藥的經驗。老實說我也會擔心，吃了快四年的抗憂鬱劑和抗焦慮劑，心裡不免懷疑未來的生活離不開藥，害怕得吃藥一輩子。

不過專家對此表示，除了少數幾種抗憂鬱劑之外，大部分的藥物依賴性或戒斷症狀並不嚴重。精神健康社工尹哲鎬先生則表示：「很多病人在醫療人員未允許的情況下擅自停藥，就表示藥物不會上癮，它比戒菸或戒酒容易多了。大部分的精神科藥物並未出現戒斷症狀。」

不可擅自停藥，避免影響療效

精神科專科醫師張燦賢則提醒，必須留意苯二氮平類抗焦慮劑的戒斷症狀，雖然這類藥物能快速控制焦慮、安定情緒，但是長期服用可能會導致身心上的依賴。贊安諾（Xanax）、利眠寧（Librium）、煩寧（Valium）、去甲羥基安定（Oxazepam）、樂耐平（Lorazepam）、克癇平（Clonazepam）、安定文（Ativan）都屬於苯二氮平類的藥物。

我請教了精神科專科醫師、社工、憂鬱症與躁鬱症患者，他們用藥的經驗和意見都不一樣，但異口同聲地認為不該自行停藥。我的躁鬱症朋友曾經因為自行停藥而症狀更嚴重，還住進了封閉式病房，他再三強調絕對不可以擅自停藥。

金善熙醫師也說：「有些病人因為症狀好轉，未與主治醫師討論就自行停藥，其中大部分的病人過不久又跑回來看診，**像這樣吃藥斷斷續續，只會讓治療時間拉長。如果真的不想吃藥，應該主動詢問醫師，看能不能以減藥的方式替代。**」

“諮商的目的不是永遠不結束諮商，

而是結束後也有能力靠自己度過。”

Chapter 2

心理諮商能帶來哪些幫助？

善用心理諮商，有助穩定病情

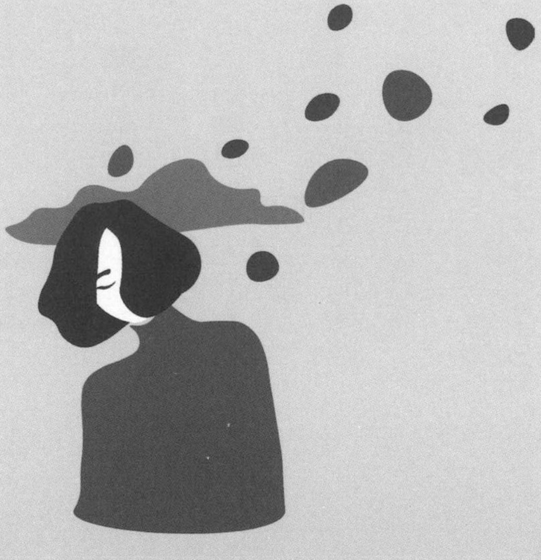

什麼時候才適合進行「心理諮商」？

我媽媽很少讓孩子吃藥，如果感冒就給我們喝熱梅子汁，消化不良就用針扎手腳穴道，[3] 而且這些方法還真的有效。媽媽說吃藥會有依賴性，以後就得越吃越多，因此從小到大二十多年來，我從來沒有長期服藥的經驗。

被診斷出憂鬱症之後，我希望用心理諮商替代藥物治療。講到精神科，通常會聯想到住院、吃藥、心理諮商，我覺得壓力最小的是心理諮商，其次才是吃藥跟住院。我以為大家都跟我一樣不愛吃藥，但後來才發現某個憂鬱症病友反而最不想做心理諮商，因為他討厭也不擅長在規定的時間內，向不熟的人傾訴心事。

大概治療了兩個月左右，我問醫師能不能停藥改做心理諮商，他不太高興地說時候還沒到。我追問，他只說現階段做心理諮商沒有效，但這兩句根本就是一樣的意思，他沒有誠意要回答我的問題。

我腦中又開始出現荒謬的小劇場，心想該不會他怕我換到其他醫院做心理諮商，這樣就少了一個病人，少賺一個人的錢，所以才不好好回答我。不知道是不是因為焦慮症的關係，只要得不到合邏輯又具說服力的解釋，我就會起疑。疑心逐漸轉化成深信不疑，我開始討厭起我的主治醫師了。

換到另一間診所後，我初診時就問了心理治療的事。過去的經驗告訴我，初診的問診時間最充裕，所以我就趁機會，把這段期間累積的問題通通丟出來。醫師把我目前的狀態比喻成一杯水，杯子是心智力量，水是情緒，現在杯子太脆弱了，稍微搖晃一下水就可能流出來。當杯子出現裂紋正在滲水時，當務之急是把裂紋修補好，也就是做好藥物治療。

我問什麼時候才能改做心理諮商，醫師說當杯子的裂紋都修補好，可以正常過日子了，這時候心理諮商對強化心智力量的效果才開始大於藥物治療，強化一

3譯注：韓國民間療法之一，認為消化不良是氣血不順引起，故在人體末端布滿井穴的四肢扎針放血，以達到氣血流通之效。

個滿是裂紋的杯子只會徒勞無功。聽了醫師的解釋，我才真正被說服並開始認真吃藥，也不再那麼排斥藥物了。當時的經驗給我很大的幫助，與其懷疑醫師、自尋煩惱，不如厚臉皮打破砂鍋問到底。

吃藥之後，我的日常生活漸漸恢復正常。首先，我恢復了食慾。憂鬱症嚴重時我都亂吃，所有食物吃起來味道都一樣，即使肚子餓也沒有想吃飯的慾望。還記得有一次我在高速公路休息站的美食區，那天直到下午都未進食，似乎不得不吃點東西才行。我在美食區繞了好幾圈還是沒有胃口。「這兩個要選哪一個好呢？」一旁邊有幾個跟我年紀相仿的年輕人，正興高采烈地討論要吃什麼好，我好久沒有這樣的經驗了，好生羨慕。他們什麼都想吃，甚至煩惱要吃哪個才好，反觀我怎麼會這樣？

吃藥幾天後的某個週末，我打開塞滿食物的冰箱，卻沒有一樣是我想吃的，於是我到附近的超市買了牛奶、玉米片和優酪乳。回家的路上才驚覺，這還是發病後第一次因為「想吃」而去超市。

吃藥讓我變得很好睡，通常一天可以持續睡六個小時，雖然偶爾多夢、睡到一半醒來，但不必忍受失眠之苦已經謝天謝地。以前我每個小時醒來一次，吃藥之後大概三或四個小時才醒來一次，那個時候我還沒開始吃安眠藥，沒想到只吃鎮定劑就能助眠。後來醫師為了提升我的睡眠品質又開了安眠藥，讓我可以連續六到八個小時一覺到天明。

解決了人類生存必要的飲食和睡眠，又有另一類的慾望出現了，我開始聽音樂、閱讀，讀到不錯的句子我還會把它分享到社群，或存在手機記事本。我感到許久未有的快樂，這種悸動好不真實。以前病情嚴重時，我連朋友的訊息都不回，而現在我開始約朋友見面了。

從第一次看病到這樣的狀態大概花了七個月，這七個月來我幾乎沒有跟朋友的合照，也沒有值得分享到社群網站的照片。雖然「杯子」還很脆弱，但裂紋似乎修補得差不多了，我又和醫師提起心理諮商的事，沒想到他同意了。我又驚又喜，終於可以開始做心理諮商了！簡直不可置信。

看精神科和諮商，各有不同療效

我同時看精神科和心理諮商大概兩年，周遭朋友常問我哪個比較有效，因為我不是專家也不清楚提問者的狀態，所以很難給出明確的答案，尤其精神科和心理諮商很看「運氣」，遇到怎樣的醫師或心理師影響很大。不是「好醫師」或「厲害的心理師」就夠了，還要仔細分析自己目前遇到什麼類型的問題，治療者自身的性別和年齡層也必須納入考量。除此之外，雖然很難在第一時間判斷，**但是醫師和心理師的風格也是影響因素之一**。

就我和朋友的經驗來說，有個朋友曾經想靠心理諮商治療憂鬱症，當時他的心智力量還很脆弱。他很排斥藥物與精神科，聽不進周遭的勸告，堅持不去看病。結果他做了近兩年的心理諮商，日常生活依然問題重重，除了諮商之外幾乎不踏出家門半步。

我認為問題不在於他的心理師，因為離職後大門不出的他居然會為了諮商而出門，而且心理師知道他經濟方面有困難，還主動把諮商費減半。當時他唯一的人際關係就只剩那位心理師了。然而，問題就在於，他為了不辜負心理師的期望而開始在晤談時說謊，假裝病情已經有起色。由此可見，即便遇到了優秀的心理師、雙方互動良好，錯誤的回答方式也很難期待效果。

如今，那位朋友同時看精神科和心理諮商，雖然他依然依賴醫師和心理師，但狀況已經好很多。因此如果有人問我精神科和心理諮商哪個好，**我會建議如果日常生活出現問題，應該先求助精神科的治療；感到嚴重的憂鬱或焦慮但不影響日常生活時，也可以先做心理諮商。**

心理諮商帶給我的收穫❶

能了解自己「到底在想什麼？」

看精神科七個月後，醫師同意我邊治療邊接受心理諮商，因此透過朋友介紹，我找到一家諮商中心。我在電話中說明自己的狀況，因為目前都約滿了，因此安排一個月後開始諮商。

我抱著期待又懷疑的心情前往諮商中心，我不知道自己是否有必要做諮商，也懷疑諮商的效果，又擔心心理師不適合我。出了地鐵站，我走了好久，從大馬路彎進小巷弄，小巷弄又拐進更窄的巷子。諮商中心怎麼會在這種地方呢？而且地圖顯示的是一般住宅，該不會真的是民房吧？繞了幾圈終於找到了，入口掛著諮商中心的門牌，門牌旁繫著的黃色蝴蝶結隨風搖曳著。

推門一看，裡頭確實充滿了諮商中心的溫馨氣氛，接待廳擺了柔和的沙發，沙發後面是一排書櫃。人家說書如其人，看一個人的書櫃裡有什麼書，就大概能推敲出那個人的性格。這裡擺了許多討論社會正義的書，書櫃旁的桌上貼了韓國女性民友會的「試著做」貼紙，上面寫著「七天不談論任何跟外貌有關的話題」，剛好我的筆記型電腦上也貼著一樣的貼紙。

這個地方給我的感覺還不錯，但又有那麼一點不太滿意，心想該不會這裡盡是滿口仁義道德。那時的我對任何事都抱持懷疑，尤其質疑所謂的道德正義。現在回想起來，我的態度應該多多少少受到憂鬱症影響，因為極度憂鬱會使心胸變得狹隘，我只在乎自己的身心健康，對其他事情毫不關心，所以當我看到那張「七天不談論任何跟外貌有關的話題」貼紙時，反應卻是：「誰在乎啊！生病的人才不管什麼外貌！照著做我也不會好起來！」

我半信半疑地開始了第一次心理諮商。大概是美劇看太多，原本我想像的心理諮商是我躺在長沙發上，心理師和我一起探討我的小時候，透過諮商讓我發現自己沒察覺到的心靈創傷。我小心翼翼推開門，一位女心理師用燦爛的笑容迎接我，她看起來年紀跟我差不多或大一兩歲。我當時壓根兒沒想到我倆將開啟兩年多的緣分。

我們在小房間隔著一張桌子坐下，沙發非常柔軟，上面還擺放了好幾個抱枕。跟精神科一樣，桌上一樣準備了面紙。心理師問我為什麼想做心理諮商、希望透過諮商獲得什麼，我說我看醫生一陣子了還是覺得很憂鬱，希望透過諮商紓解憂鬱的情緒。

心理師問了很多問題，但我已經記不清，只記得我回答得亂七八糟。我一直答非所問，好幾次停下來問：「剛剛妳的問題是？」有了之前的經驗，我知道在這裡我可以盡情地哭，心理師一邊聽我哭訴，一邊安靜地做著紀錄，就這樣五十分鐘過去，結束了第一次諮商。

心理師建議做八次諮商，每次五十分鐘、八萬韓圜（約新台幣兩千元）。因為每週一次負擔太重，我改成隔週一次。需事前約定到八次是因為諮商必須循序漸進，只做兩三次諮商的效果不大。另外還有幾份文件需要簽名，其中一份要寫監護人，雖然晤談內容須保密，但是當心理師評估當事人可能有自殘或自殺危險時可通報監護人。我在監護人欄填了當時的男朋友。

諮商結束回家的路上，感到一陣虛無。我剛剛在做什麼？不就跟朋友聊天一樣嗎？心理師甚至跟我年紀差不多，她真的專業嗎？（她確實是專業心理師）聊個天居然要價八萬？萬一之後每次晤談都是這種形式該怎麼辦？可是我已經付錢了，還剩下七次晤談。我的預感果然沒錯，之後的晤談都跟第一次一樣，談談近況、想法、感受。

由於我的生活沒什麼新鮮事，狀態也未見好轉，所以晤談時沒什麼話可說。「嗯……我也不知道」、「沒特別想法」、「從沒想過這個問題」、「我不記得了」、「想法跟感受有差別嗎」，一連串的一問三不知，終於在第二次還是第三次晤談時，我突然發現明明都是跟我自身有關的問題，我卻什麼也答不出來，這不就是我需要做諮商的原因嗎？

詢問內心想法，才能了解真正的需求

心理師給我的第一個功課是「自問」，遇到任何事情，先像這樣自問一遍：

- 我現在的感受是什麼？
- 這種感受是討厭？煩躁？無力？還是生氣？

- 如果想要出手打人，比較像是生氣。
- 為什麼在這個情況下會感到生氣？
- 生完氣，我打算怎麼處理現在的狀況？

我從未把感受分得這麼細，也從來沒想過情緒有這麼多類型，所以這些感受相關的問題令我一時間反應不過來。當我被問：「妳現在在想什麼？」我的回答常常很荒謬，例如「我在想我在想什麼」。

現在的我比較上手了，偶爾我會把想法跟感受記錄在筆記本內。不過我通常沒有什麼特別的想法，因此大部分寫的是「今天發生了某某事，但沒有什麼想法或感受」。**要察覺自己的想法或感受，其實很費時費心，如果當下忘記停下來觀察自己，很容易就錯過時機。**

時常自問的好處是你會越來越清楚自己的「優先順序」，這裡說的優先順序除了是指個人的喜好排序之外，也是判斷事情輕重緩急的排序。例如，假設週末雖然不累但很想休息，朋友卻約我出去。以前的我不好意思拒絕，只好硬著頭皮赴約，但是心裡不斷自責為什麼沒有勇氣說不。當時正是我身心交瘁的時期，卻無法拒絕邀約，原因是我不知道自己比較想待在家，還是比較不想讓朋友失望。

現在的我會先自問自己：「有多想赴約？有多想宅在家裡？不去會很後悔嗎？去了會很憂鬱嗎？」並且把這些答案都數字化並排出大小順序，如此一來決定事情就容易多了。此外，我也會努力在決定後就把這件事拋諸腦後，不再想它。

感受到心理諮商帶給我的改變之後，我就不再覺得晤談是聊天或浪費時間，反而覺得諮商不但能排解憂鬱，還教我如何認識自己，是一舉兩得。結束八次晤談後，我就決定不限定次數地持續做諮商，憂鬱症變嚴重時大概隔週做一次，症狀緩和時就隔月做一次。老實說，現在我還是覺得「覺察自我」相當困難，但至少我已經學會問自己：「妳現在在想什麼？」

認識憂鬱症治療❹

如何尋找適合自己的諮商中心？

❶確認心理師是否擁有合格證照

尋找心理諮商中心比精神科診所困難多了，因為精神科都會有執照，但是韓國的諮商中心不管你是否為心理學系畢業或有無心理諮商相關證照，都可以開業。如果你在韓國職業能力開發院的民間證照搜尋「心理諮商」，會出現三千一百多種民間證照，有些甚至只要準備幾個月就能考取。

在這些氾濫的證照中，真正的「專業」是具公信力的學會所認證的諮商心理師或臨床心理師。諮商心理師證照是由韓國諮商心理學會或韓國諮商學會所頒發，臨床心理師則是由韓國臨床心理學會頒發。這些學會頒發證照的標準會比其他民間證照還要嚴格。

擁有韓國諮商心理學會或韓國諮商學會所頒發的證照，代表他攻讀的是心理學、教育學、兒童學、青少年研究、家庭研究等相關系所，且擁有碩士以上學位。同樣地，韓國臨床心理學會的證照，規定必須擁有臨床心理相關學系的碩士學位，且具醫療院所的臨床經驗才能報考。諮商心理師和臨床心理師最大的差別在於有無臨床經驗，後者須任滿臨床心理住院醫師一至三年，因此臨床心理師不只可從事一般心理諮商，還可以做精神疾患諮商。

我的心理師是臨床心理師，如果不需要另外的精神疾患諮商，其實選擇諮商心理師就很足夠。要如何確認心理師是否擁有證照呢？方法非常簡單，在韓國臨床心理學會網站的「臨床心理師查詢」，或韓國諮商心理學會網站的「各地區諮商服務」，都可以查得到你所在地區的臨床心理師或諮商心理師，而且韓國諮商心理學會除了可以查看地區和電子信箱之外，還會顯示心理師的證照號碼。

（編按：在台灣，凡是從事心理諮商、心理治療和心理衡鑑的專業人員，不論是在學校、社區或私人開業，都需要通過考選部「專門職業及技術人員高等考試心理師」考試，並取得證書，才可自稱為諮商心理師、臨床心理師，並從事諮商心理業務。兩者雖都是以心理學知識提供適當的協助及治療，但許多臨床心理師的工作地點是醫療院所，也包括矯正所及監獄，會遇到許多心智功能不全者，需要以「疾病」為出發點去探索患者。另外，心理衡鑑（評估）也是臨床訓練中重要的一環。讀者若需前往諮商，記得先確認該心理師是否擁有政府須定的合格證照，以維護自身權益。）

❷正式諮商前要先進行初談

確認心理師的學經歷與證照後，就可以展開初談了。初談是在正式開始心理諮商前的面談，讓心理師與當事人大略了解彼此的狀況。雖然我省略了初談步驟，但建議若有時間一定要去做，而且大部分的初談並不會額外收費。

當事人可以透過初談了解諮商中心的作風，更清楚自己需要什麼幫助。**有心理困擾時，不應草率進行諮商，應該好好思考讓自己感到憂鬱的多個原因之中，什麼應該最先處理，並以此作為諮商的目標。**

另外，如果你的問題並非該諮商中心的專項，也可以請他推薦其他的諮商機構。病友K本來有心儀的諮商中心，因為他很欣賞那裡的某位諮商心理師，但初談後她被轉介到其他機構，因為K希望心理師本身對女性主義有一定程度的理解，所以初談時便推薦她至另一間專門做家庭諮商的諮商中心。

❸選擇適合的晤談方式

每一間諮商中心跟心理師的進行方式（計畫）不盡相同，舉我的狀況為例，我沒有另外使用教材，晤談方式是我隨心所欲想聊什麼就聊什麼。偶爾心理師會出功課給我，例如將焦慮和憂鬱程度數字化、週末與朋友見面、焦慮時試圖冷靜等，但是沒做也不會影響晤談的進行。

病友N的諮商方式則是以教材為主，根據教材安排諮商日程和進度，而且還會派功課。因為有教材，N可以在下次晤談前先「預習」，如此系統化的諮商就好像在上家教。N的目的是矯正不良行為，而不是治療憂鬱和焦慮情緒，所以他覺得這種諮商方式對他來說非常有效。

如果你因為極度憂鬱而需要他人安慰，強調「同理心」的諮商就很適合你。有憂鬱症與社交困難的T就是個典型的例子，當初諮商中心給他許多功課，例如談話時轉換話題、向醫師詢問藥物詳細成分等，結果T最後未能完成諮商計畫，因為對一個連身體都沒辦法好好控制的人來說，實在沒有多餘的精神做功課。當時T需要的諮商其實是傾聽和安慰。

由此可知，諮商方式會根據欲治療的問題和當事人的狀況而不同，因此在前往心理諮商中心之前，應該先清楚自己想要的方式，**即使已展開晤談，也要勇於表達自己的需求**。

為什麼是我？開始探索憂鬱症的成因

當我被診斷出罹患憂鬱症時，我最想知道的就是「為什麼我會得憂鬱症」。然而，無論我再怎麼回想，都找不到罹病初期或過去發生什麼特別的事件。我在一個幸福和樂的家庭中長大，身邊的人都對我很好，甚至從事的工作也是我的興趣，所以爸爸才說我就是因為不愁吃穿才得了憂鬱症。

即使未經歷特定事件，還是有可能罹患憂鬱症。日本精神科醫師岡田尊司在《醫師，我得憂鬱症了嗎？》一書中提到，原因明確的「反應性憂鬱症」比其他類型的憂鬱症來得症狀輕微，短期可治癒。書中還提到德國的精神病學家埃米爾・克雷培林（Emil Kraepelin）將精神疾患分成內源性（遺傳性、體質性）、器質性（受到大腦損傷或身體疾患的後天影響所引發的精神疾患）、心因性（壓力和心理衝擊），雖然這不一定是最正確的分類，但有助於了解憂鬱症。

我是歸納在哪一類呢？我不是器質性，那會是內源性嗎？從個性來看，我生性膽怯且非常害怕爭執，因此朋友說我是和平主義者，但是真正的和平主義者會為了和平挺身而出，而我只不過是逃避衝突而已，所以我總是在察言觀色，因為快速察覺對方的情緒才能避免衝突。察言觀色必須隨時隨地保持警覺，這對身心來說都是很大的負擔。

通常小時候經常被照顧者責罵的人，比較懂得看臉色，但我小時候相當受寵，小學低年級之前我是由外婆帶大的，是外公和外婆的掌上明珠，受到百般呵護。還記得從前我很喜歡玩小山坡上的盪鞦韆，儘管外婆年輕時腰受傷不能背重物，她仍然每天背著我上山坡玩。比起同年齡的小朋友，我更喜歡纏著外公外婆玩，外公甚至不得不帶我一起去上班呢！我印象很深刻，當年我坐在外公的辦公椅上玩耍，外公則坐在另一張椅子上辦公。

得憂鬱症後，我跟媽媽兩人促膝長談，聊聊為什麼我會變成一個「凡事看人臉色的人」，最後的結論是因為「媽媽」。聽到這個結論總會聯想到一個脾氣差的母親形象，但我媽媽溫和開明，她從來不會對子女嘮叨，直到我們大學畢業為止也從未查看我們的成績單，甚至我國中時因為偷喝酒，學校傳喚家長到校，她也是一笑置之。

然而，在外婆家被視為掌上明珠的我，媽媽給我的愛就顯得很平淡，這讓我非常不習慣。以前外公外婆從沒罵過我，但在我的記憶裡媽媽常為了我吃零食、整天看電視、不寫數學題、偷抄答案卷而責罵我。小時候就算我只是張大嘴巴吃飯，外婆都會稱讚我胃口好，但媽媽卻鮮少讚美我。

我害怕媽媽，同時又渴望得到她的稱讚。外公去世後我搬回家跟父母住，往後會稱讚我的人只剩下爸爸和媽媽了。只要媽媽說：「荷妮表現很好。」那句話就會在我腦海盤繞一整天。

「會不會是因為妳總是在看我的臉色，長大之後才變得在意他人的臉色呢？」結論是媽媽先提出來的。

或許媽媽說對了，而且我又在報社工作，工作性質很容易接收到別人的評語。新聞界每天都有話題性的事件發生，記者撰稿就像在打仗一樣，從一開始的切入方向就開始互相較勁，最後還要比誰的發稿速度快，樣樣都得競爭。就算報導同一件事，根據記者的功力，報導也有好壞之分。最後，寫好的稿子還得公開在網路上受網友公審。

人都渴望被讚美，只要有人說我的報導寫得最好，就算知道可能是客套話，還是能讓我開心一整天，就像被媽媽稱讚的小女孩。要是我的報導登上了首頁，那更是欣喜若狂了。新聞稿一刊登，我每隔十分鐘就打開網頁看有多少留言、多少人按讚，要是有人留惡評，我還會在底下反駁他沒有認真看文章。除此之外，每當遇到總編一言不發或唉聲嘆氣時，我就會很緊張，深怕是自己的報導出問題。這是我發病之前的狀態，但我也不能肯定它就是憂鬱症的原因。

憂鬱症的成因很多，有時甚至沒有原因

為了簡單行事，人習慣在框架中思考，因而對人事物產生刻板印象，要是一件事跟既定的印象不符，我們就會懷疑它的真實性，當然對憂鬱症也不例外。我當初無法接受自己得憂鬱症，因為我從小在充滿愛的家庭環境中成長，日子也都過得去，憂鬱症怎麼會找上我呢？然而，這只是我的刻板印象而已，**並非每件事都有直接的因果關係，有些事情甚至沒有原因**。

媽媽認為是她害我得憂鬱症，要是她能對我表現更多的愛就好了，但我認為

事實並非如此。引發憂鬱症的原因很多，其中之一是太過在意他人眼光，而媽媽只是導致我這種性格形成的原因之一而已。更正確地說，這不是媽媽的錯，而是離開外婆、與父母同住的「成長環境改變」形塑了我的性格。要是小時候媽媽懂得讚美我，我就不會過度察言觀色了嗎？如果我個性直率，就不會得憂鬱症了嗎？沒有人知道答案，或許到時候又會變成其他事由，導致我發病也不一定。

心理諮商帶給我的收穫❷

焦慮時，懂得讓自己先暫停思考、穩定情緒

被診斷出憂鬱症的同時，我才知道我還有焦慮症，焦慮症是一種精神疾患，因為過度不安情緒與恐懼導致日常生活出問題，恐慌症、社會焦慮症、分離焦慮症、廣泛性焦慮症都屬於焦慮症。我是廣泛性焦慮症，一點點小事也會讓我極度擔心和焦慮，且一部分的焦慮感會持續，且焦慮程度越來越嚴重。

不是只有憂鬱症或焦慮症患者才會產生擔憂和焦慮的情緒，每個人只要想到未來都會焦慮，因為我們不知道未來會發生什麼事。適當的擔憂和焦慮能成為我們的助力，但憂鬱症或焦慮症患者因憂慮過度，因而產生許多非必要的念頭。

以我自己為例，我常常對小事感到焦慮而延伸出異常行為。有一陣子我在出門前會瘋狂翻查包包，確認有沒有東西忘了帶。這還算輕微，畢竟誰都有可能會

這麼做，但問題就在於我明明已確認過好幾次，甚至三十秒前才剛做完，卻還是焦慮地不停翻包包，一直離開不了玄關。

此外，碰到沒遇過的事我會變得極度焦慮。有一次我去銀行申請了貸款，我打算拿到貸款之後馬上辦理留職停薪。然而突然間我心想，萬一銀行發現我的計畫怎麼辦？萬一申請不到貸款，房子的訂金就飛了！要是銀行打電話詢問公司怎麼辦？我甚至還交代兩個妹妹，絕對不可以把我留職停薪的計畫告訴任何人，深怕消息會走漏出去。

現在回想起來，當初已經接近妄想的程度，但是我並沒有察覺到異常。**極度的不安有時候會變成妄想，有些人以為妄想只有病情嚴重才會出現，其實不然。**字典上對妄想的解釋是「即使邏輯矛盾或不合理，仍抱持著錯誤的信念或認知」，例如銀行根本不可能知道我的留職停薪計畫，我卻為此提心吊膽了快一個月。

我總是杞人憂天，從來不知道該怎麼處理焦慮，更不知道焦慮原來是可以被掌控的。我最常在晤談時說的句型是「我怕……」、「我擔心……」、「要是……怎麼辦？」在諮商的過程中，我慢慢放下了擔憂和焦慮的情緒，心理師說其實可以掌控焦慮，其中一個方法就是「暫停一下」，也就是「暫時」停止焦慮的念頭，或「暫時」不去做會引起焦慮的行為。

我決定先從翻找包包的行為著手，改成：

- 有條不紊地檢查物品是否帶齊之後，再走到玄關。
- 在玄關不翻找包包，而是靜靜等候三十秒。
- 萬一心急等不了三十秒，縮短成十秒也無妨。
- 等了十秒、三十秒之後仍感到焦慮，只能再確認一次包包，確認完就必須出門。

起初我還是忍不住想打開包包查看，深怕忘了帶什麼東西。我站在玄關前靠著牆，閉上眼睛，快速數到三十。不知道是不是偽藥效應[4]起了作用，我似乎沒那麼焦慮了，而且果然跟我剛剛檢查的時候一樣，包包裡的東西一樣都沒少，這下我終於安心了。過了一週左右，我已經能夠立刻出門，再也不必在玄關前躊躇不前了。

這個方法一樣可以用來處理焦慮的情緒或想法。還記得跟前男友分手一週後，腦海突然迸出某人跟我說過：「他交女友很快，連一週都不用。」我突然緊張了起來，馬上把原本刪掉的前男友電話號碼又加回通訊錄，看他現在用什麼 Kakao Talk[5]頭像，明明只是張普通的照片，我還把它放大，想要找出蛛絲馬跡。

正當我醉心於查照片時，突然想到心理師要我「暫停一下」，於是我放下手機深呼吸，不到五分鐘心跳就恢復平靜。我很容易焦慮，如果不讓自己暫停一下，焦慮就會控制我，我可能會瘋狂搜索對方的社群網站，或打電話質問對方有沒有新歡。這些行為又會讓我變得憂鬱，**因為焦慮狀態所做的決定往往是錯誤的。**

---

4 譯注：又稱為「安慰劑效應」（placebo effect），指病患預料或相信治療有效，症狀因而得到舒緩的現象。

5 譯注：韓國常用的聊天通訊應用程式。

請記得，事情不會如你想像中那麼糟

每個人都有自己「暫停一下」的方法，我通常靠數一、二、三來讓腦袋暫時放空，當然有時候難免數到一半，念頭就飄到其他地方去，這時候我會把注意力放在身體的感覺上。這個方法是在心理諮商時學到的，走路時試著感受腳底與地面的接觸，或者把注意力放在手指或腳趾動來動去的感覺，也可以試著眨眨眼。

某個朋友會把橡皮筋戴在手腕上，一焦慮就大力彈一下橡皮筋，把注意力從焦慮轉移到疼痛感上。也有人用抽菸來調整呼吸，或是把焦慮的想法記錄在手機上，然後把它忘掉。重點是方法必須簡單、隨時隨地都能做，只要找到適合自己的焦慮處理方式，生活一定能變得更輕鬆自在。

開始學習「暫停一下」的技巧後，我發現所有的情緒其實都是暫時的，它們不會永遠存在，差異只在於這些情緒帶給大腦多少刺激。再怎麼傷心難過，淚水總有停止的一刻；憤怒大吼之後，往往在氣消時感到後悔莫及；好事帶來喜悅，但它消逝的速度之快，令人感到空虛。焦慮和擔憂也是暫時的，只是它需要比較多的時間和精力去面對而已。

我想跟有焦慮困擾的朋友說，其實事情的發展往往不像我們想的那麼糟，例如我當初擔心的銀行貸款事件最後也平安無事，**所以當你害怕某件事發生時，請心想「事情不會糟成那樣」，幫助自己度過焦慮的時刻**。放心，焦慮跟所有情緒一樣，都會過去的。

諮商心理師能帶來哪些幫助？

對患者或來談者來說，精神科醫師和諮商心理師之間最大的差別在於治療目的。雖然每間精神科診所著重的項目不同，但主要都在對付「症狀」，例如睡眠品質、食慾、對事件的反應、服藥狀態等，根據這些症狀來調整用藥。也就是說，精神科的目的在於治病。

諮商心理師著重的是「當事人自身」，目的在探索當事人感受背後的原因、過去是否經歷過類似的狀況、未來遇到類似事件會如何處理等。當事人透過諮商傾訴自己平時的想法、形塑這些想法的過去經驗、未來追求的人生方向，往往在不知不覺中就講出了以前根本沒想過的事情。

從初診（與精神科醫師）及初談（與諮商心理師）也可以看出兩者明顯的差異，**初診是醫師為你診斷出病名，而初談則是當事人與心理師共同決定諮商目標**

和次數。

精神科與心理諮商的目的不同，因此晤談時間、與患者或來談者的關係設定也不同。精神科除了初診之外，其他複診的問診時間很短，初診通常是三十分鐘到一小時左右，複診則每間醫院各異。我目前的診所問診時間是十五至二十分鐘，但之前的診所通常是五到十分鐘。

心理諮商一次基本約四十至五十分鐘，一開始覺得很漫長，但久了就不這麼想了。諮商的品質取決於你怎麼去利用它，當我漸漸熟悉諮商方式後，我會優先說出需要專家建議或難以向外人訴說的內心話。

透過諮商，當事人與心理師會建立起緊密的情感鏈結，雖然患者跟醫師也能產生這樣的關係，但層次不同，因為醫師比患者擁有更豐富的藥物與醫學知識，雙方資訊不對等，難免覺得醫師具有權威和主導權；而心理諮商則比較像雙方「一起」面對。

看到這裡，你可能會覺得心理諮商比看病更自在、沒壓力，但還是要根據你目前面對的問題類型來決定。**幻聽、妄想比較適合看醫生，出現身體的症狀如睡眠障礙或進食障礙時，藥物治療會比心理諮商更有效。因此，建議當生理症狀恢**

復到一定程度後，再去做心理諮商。

心理諮商費用大概會讓許多人打退堂鼓，因為一次的諮商費約為六萬至十五萬韓圜（約新台幣一千五百元至四千元內），不算是小數目，但是專家曾提醒，費用太低廉的諮商需三思，雖然諮商費是一筆負擔，但高收費也能賦予當事人變好的動機和責任感，例如我就很珍惜晤談的每一分鐘，要讓諮商費花得值得。

萬一你急需心理諮商的幫助，卻礙於費用而猶豫不決，建議先電話詢問各家諮商所是否有相關的費用補助方案，有些民間團體或政府機關就提供家庭暴力、校園暴力、性暴力、職場霸凌、軍中虐待、仇恨犯罪、自殺等問題的諮商費用補助。

（編按：關於台灣的諮商費用，各院所收費方式不同，每小時約一千五百元至三千元不等。若預算有限，可選擇政府補助的心理諮商，在部分醫院或衛生所（局）裡有專業心理師駐點諮商，提供民眾免費或掛號費加自費兩百元不等的諮商費，每次諮商時間約三十分鐘左右，詳細內容請依各機構為準。）

心理諮商帶給我的收穫❸

認清自己絕非一無是處，每個人都有存在的價值

「妳現在的心情怎麼樣？」心理師問。

「比剛剛好多了。我想我寫的報導應該不至於爛到像垃圾。」

「妳現在還是想離職嗎？」

「嗯，我還是覺得必須離職。」

「為什麼呢？」

「雖然我沒有自己想像中那麼差，但也不算做得很好。」

「照妳的說法，做不好的人都得離職嗎？」

「嗯……」

我喜歡被稱讚，雖然不見得別人的稱讚是真心的，但有總比沒有好。憂鬱症初期我換到別的部門工作，從那之後就鮮少被稱讚，我很沮喪，覺得沒有人想看我寫的報導。每天的生活都像在告訴自己有多麼無能，日子過得很痛苦，最後我決定離職。

諮商時常常聊到工作，心理師說我因為某個假設前提而有所感受和想法，但這個假設前提可能是錯的，我應該以「事實」為根據。我跟她一起閱讀我這幾個月寫的報導，這些報導真的一點價值都沒有嗎？當然不是。雖然有些寫得不夠好，但它們也不是完全無價值。此外，並非沒有人想要看我的報導，因為沒有一篇點閱率是零。

每個人都有自己習慣的情緒，心理師稱之為「核心情緒」。當時我很習慣處在無力、憂鬱、自責等情緒中，核心情緒會影響我們分析狀況的方式，人們以為一件事發生時，我們會先客觀分析狀況之後才產生情緒，但實際上有時候核心情緒會先跳出來分析狀況。

認知行為治療就是利用這個原理來達到治療效果，它也是治療憂鬱症或其他精神疾患的方法之一。**情緒會影響認知，反之亦然，認知行為治療就是利用改變**

認知的方法來改變情緒。為了改變認知，必須先分辨自己認為的狀況是否真實，所以心理師才會要我把自己認為是垃圾的報導重讀一遍。重讀之後才恍然大悟，以前的我怎麼會荒謬地以為我的文章都是垃圾呢？

心理師告訴我，為了改變認知必須問自己：

- 這件事是真實的嗎？
- 這件事給我什麼感受？
- 這件事應該帶給我這種感受嗎？
- 如果不應該，我該怎麼看待這件事？

我過去習慣先感受，再分析狀況、產生想法，這與心理師告訴我的順序剛好相反，要是我能好好運用，一定能過得更自在。因此我決定要認真練習。

我跟心理師一起制定了作業，要改變我對工作和人際關係的感受和認知。自從得了憂鬱症，我就很怕跟別人聯絡，若有人問候我或約我見面，我常常感到自己心跳加速；反之，公事上的往來反而比較能讓我自在，因為要做的事清楚明瞭，不需要花費心思去在意他人。

我告訴心理師這是一種害怕、不舒服、恐懼的感覺，但是我一邊說也一邊覺得哪裡怪怪的，因為我是個好相處的人，也常聽到別人稱讚我很有親和力，為什麼我會出現恐懼害怕的感受呢？

「別人的問候『實際上』有威脅到妳嗎？」心理師問。

「沒有，但我不喜歡別人約我出去，這讓我心情不好。」

「也許哪一天妳會很開心別人邀約妳呀！妳覺得別人為什麼約妳見面？」

「嗯……因為他們不知道要找誰。」

「那麼，為什麼他們不找別人，而是找妳呢？」

「因為我總是和顏悅色，不會讓別人不舒服，所以他們認為我好欺負。」

「那換成是妳呢？妳會因為一個人好欺負，而想邀他見面嗎？」

「嗯……不會。」

語畢，我的淚水跟笑聲同時迸了出來，一方面覺得自己很可笑，一方面很難過未能善待自己。心理師要我重新思考事情的真實性，別人聯絡我真的只是因為我比較好欺負嗎？不是的。那麼我也不必因此感到害怕、恐懼、不舒服。原來這一切都是情緒控制了我，因此把事情給扭曲了。

善用認知治療，改變自己的想法及情緒

心理師要我用輕鬆的心情跟朋友見面，別想太多，並且在見面的過程中觀察自己的狀態。認知行為治療又分成認知治療和行為治療，在諮商室的討論屬於認知治療，與朋友見面則是行為治療。**認知治療可以糾正帶來負面情緒的錯誤認知；行為治療則是讓自己去接觸感到恐懼的行為**。

果真如心理師所說，和朋友見面並未帶來任何不利與威脅，甚至聚會時我還不時覺得溫馨和充滿安全感。之後只要我害怕和人見面時，我就會努力去回想之前聚會的感受，一再告訴自己「我很安全，我很安全」，如此一來不必吃緊急備用藥也能舒緩焦慮、擔心或恐懼等情緒了。我認為這就是為什麼除了服藥之外，

還需要做心理諮商的原因。

當然，人是很難改變的，所以我們對世界的認知不會因為幾次的認知行為治療而完全扭轉，我仍然覺得自己寫的報導大部分都差強人意，依然後悔當初沒把事情做好，自責自己能力比人差，但是我不會給自己打零分了，因為我現在知道無論如何至少會有一分，甚至再爛的報導也有被當作「錯誤示範」的價值。另一方面，雖然收到親友邀約還是會有壓力，但已經比之前好很多，因為我知道他們想見我不是因為我好欺負，而是有其他原因，但我不會去臆測是哪些原因，只要想著「他們很喜歡我」就好了，如此一來我不但更有自信，也會對關心我的人心懷感恩，能做到這樣我就心滿意足了。

認識憂鬱症治療❻

心理治療有三大類型：精神分析、認知行為及正念冥想

「處理糞便的方法有三種，一種是持續不停地把它挖出來，也就是精神分析治療。而不挖糞便，先用蓋子把它蓋住，則是認知行為治療。要是都行不通，那就把糞便擺在一旁，不要去理它，也就是正念冥想。」精神健康社工尹哲鎬先生用處理糞便來比喻三種心理治療的方法，這裡的糞便指的是問題行為、情緒或念頭。如他所言，心理治療的方法也有深淺層次的差異，說明如下：

❶精神分析治療

最深層的治療方法為精神分析治療，因為與其他心理治療方法相比，當事人

與諮商者需要花非常多的時間進行大量且深度的談話。一次五十分鐘左右的諮商時間，每週須見面四至五次，且整個療程為三年以上。諮商者必須有一定的臨床經驗，而且還得是擁有精神分析治療相關認證資格的精神科專科醫師才行。

精神分析治療的另一個特色在於談話主題不受限。當事人必須要能暢談自己的感受、浮現的想法或景象、過去的經歷、未來的想望等，要是諮商者懂得引導，就能讓當事人用語言表達出內心的衝突、潛意識問題、難以釐清的想法與情緒。

提到心理治療往往會聯想到「沙發」，沙發就是精神分析治療所使用的道具。當事人以半躺的姿勢進行，重點不在於當事人互動，而是在於引導出他的潛意識，因此這個姿勢讓兩人不用面對面，可避免當事人試圖獲得諮商者的稱讚或認可。

但是精神分析治療因為深層，所以需要的時間跟費用也很可觀，通常精神分析治療一次的費用大約是二十萬韓圜（約新台幣五千元），許多人因此感到卻步。

❷認知行為治療

認知行為治療是眾所皆知的心理治療方法，藉由改變對事件或感受的錯誤認知，進而改變行為。我們通常認為出現反應（C）是因為經歷過事件（A），因此把焦點放在處理（A），但認知行為治療主張（C）的原因不在於事件本身，而是在於我們對事件的想法和認知，也就是（B）。所以只要改變（B），就能改變它所帶來的反應（C）。

我陷入憂鬱的原因之一是我認為自己的工作毫無價值，假設我沒有接觸認知行為治療，那麼我可能會以為把工作做得更好（A）才能排解憂鬱（C），而現在透過認知行為治療，我才知道問題可能出在「我的工作沒價值」的錯誤認知（B）上。

認知行為治療能幫助患者面對問題狀況，因此常用於治療恐慌症、社交恐懼症。假設某個人曾經在坐公車時恐慌症發作，幾次經驗後可能不敢再搭公車，甚至光是看到公車經過也會心跳加速。如果他不能保證自己一輩子都不坐公車，就有必要接受行為治療，例如刻意經常搭公車，了解並接受其實公車並不可怕的事實。

治療社交恐懼症也是類似的方式。以我自己為例，自從我跟同事處得不好之後，我就很害怕「公司」，不用說辦公室了，連經過公司附近的地鐵站我都會心跳加速、耳朵肩膀僵硬、手心冒汗，深怕那位同事剛好跟我搭上同一列車廂。為此，我還常常繞遠路改搭別條線。

我把這個煩惱告訴信任的精神科專科醫師，他建議我在可接受的範圍內，慢慢習慣令我恐懼的對象，例如經過公司前的地鐵站、走進地鐵站剪票口、走到公司大樓前等。這個方法目的是讓我知道恐懼（C）不是因為公司（A），而是害怕遇見同事的想法（B）所引發的。經過七個月的嘗試，我只有一次在辦公室裡遇到那位同事，而且再也不怕經過公司附近的地鐵站了。

❸正念冥想

正念冥想顧名思義是一種冥想法，它被廣泛運用在各種治療上，其概念來自於佛教修行中的「觀」，「觀」就是「如實觀察」的意思。正念冥想並不帶有宗教色彩，其實在一九七〇至一九八〇年代的西方已經開始流行，現在也被許多精神科和心理諮商中心採用。

正念冥想的關鍵在於如實觀察、接納、不加以批判、不評價等。察覺出自己當下的感受、念頭、身體狀態、處境之後，觀察它們，但是不要批評這些感受和念頭，只要知道自己現在所處的狀態並且接受它們就好。

假設你今天賴在床上一整天，你可能會怪罪自己虛度光陰，變得自責、對自己感到失望。正念冥想告訴我們不必加以批評，只要觀察現況後問自己真正想做的是什麼，如果還想繼續躺著，那就接受現況。**不判斷、不批評，其實就能提升精神健康**。透過正念冥想，不論憂鬱或恐慌，所有的負面情緒都能獲得某種程度的舒緩。

心理治療之所以必要，是因為光靠「藥物」沒辦法改變我們的思想迴路，或面對問題的反應方式。憂鬱有好幾個層面，無力感、挫折、悲傷等「情緒憂鬱」可以靠藥物獲得不錯的效果，但是負面的思想迴路造成的「想法憂鬱」，以及自殘、暴飲暴食、睡眠過度等「行為憂鬱」則不容易靠藥物解決。

尹哲鎬先生提醒：「憂鬱症是由許多原因導致，不能以為只要吃藥就會好，平時要多練習找出引起恐慌或憂鬱的原因，並且防範它。」、「多方嘗試之後找出適合自己的方法，如果一直用過往的思考模式，只會再度陷入憂鬱中，必須截斷原本的思想迴路才行。」

最後一次的心理諮商

在做心理諮商之前，我聽到費用後相當震驚，心想：「聊個天居然要這麼貴！」但做了十次左右之後，它已經變成我日常生活的一部分了。每次五十分鐘的晤談結束後，原本焦躁不安的情緒都會平靜下來，並且更有決心在回去以後，要好好練習從中學到的技巧。每次進出諮商中心，心境都有一百八十度的改變，踏出諮商室的那一刻覺得陽光特別美好。

諮商變成了我的日常，一方面也代表我相當依賴它，每次我在地鐵上突然呼吸困難，或者憂鬱感極度上升而想從世界上消失時，我就會馬上打電話請諮商中心幫我安排晤談。曾想過我是不是太軟弱，但心理師告訴我，與其自我批評，不如把它想成是對自己的一種保護機制。

我持續做了兩年的心理諮商，兩年說長其實並不長，因為一開始是隔週一次，之後大約拉長到三至四週一次，一是因為諮商和藥物治療雙管齊下使我不再那麼憂鬱；二是因為我沒有充裕的時間和金錢做諮商。就這方面來看，心理諮商真的很不公平，雖然我們很常說「世界上只有自己最了解自己」，但是真的想深度認識自己，還得先擁有時間和金錢才行。

還記得那天一如往常，忘記我是剛好準時到，還是打電話交代會遲到五至十分鐘。雖然平常不太喝即溶三合一咖啡，但每次去諮商我都會泡一杯，然後敲敲諮商室的門。我坐在沙發上，跟心理師隔著一張小桌子，一邊把玩著懷裡的抱枕，一邊說著近況。

晤談快結束時，心理師一臉認真地對我說：「荷妮，妳有想過什麼時候該結束諮商嗎？」

這話問得好突然，我第一個反應就是問：「怎麼了？」我都不知道當時自己的表情有多錯愕。上次完成了「減少憂鬱」的主題，這次我們一起訂了新的目標——「提升自信」，心理師說因為「提升自信」的十次晤談只剩下兩次了，**諮商的目的不是永遠不結束諮商，而是結束了以後有能力靠自己度過**。她說得沒錯，這對我也是一件好事。

但是我心裡一方面開始焦慮、懷疑起來：「為什麼付錢還不要呢？是因為覺得跟我晤談很浪費時間嗎？與其花時間在我身上，不如拿去處理其他個案嗎？心理師放棄我了嗎？還是我哪裡做錯了呢？」在那短短的時間裡，腦中卻是千頭萬緒，閃過無數念頭。

我知道我的想法不對，但負面想法已經浮現，想要甩也甩不掉，亟欲擺脫反而更會去想它。這種感覺就像平常心理師常常用來比喻情緒的小鴨充氣玩偶，就算用力把小鴨往水裡壓，它也不會沉下去，反而會借助下壓的力量更用力地彈出水面。最後，我鼓起勇氣把自己的想法告訴心理師。

「妳聽了可能會覺得可笑，但我一聽到要結束諮商，就想到該不會妳覺得跟我諮商很浪費時間吧？」我覺得很丟臉，因為我知道這個想法是錯的，同時我也挺自豪有勇氣把丟臉的事情說出來。或許是諮商讓我變得有勇氣吧？明知丟臉，但為了不繼續負面下去，我選擇不把小鴨強壓入水中，而是告訴對方我的浴缸中正浮著這麼一隻小鴨。聽了心理師的回答，我很慶幸自己這麼做了。

心理師告訴我，大部分的個案在面對結案時都會出現跟我差不多的反應。一聽到很多人跟我一樣，這下終於放心了。仔細想想的確如此，畢竟心理師是最了解我的感受與生理變化的人，而且她還是給予我實質幫助的專家，一時間當然很難接受會永遠或暫時沒辦法見面。

我說我要考慮考慮，幾天後我就做出了決定，要結束諮商。從此之後要是在地鐵上突然呼吸困難，就沒有讓我安心請求協助的地方了，一想到就覺得害怕，但是我的腦海一直浮現心理師說的那句「諮商的目的不是永遠不結束諮商」。下定決心要結束諮商後，剩下的兩次晤談變得格外珍貴，我希望把這兩年來學的東西記下來，而且更重要的是，我想跟心理師好好道別。

結束諮商後，要期許自己能站得更穩

這兩年我從未送禮物給心理師或諮商中心，我本身是個愛送禮的人，但我刻意壓抑送禮物給心理師的欲望，因為我擔心送禮會帶給她困擾，而且我也不希望她因為人情壓力而對我特別好。雖然我知道她不是那種人，但總覺得送禮會違反諮商的潛規則。

然而，我不想連最後一次晤談都兩手空空，因此我準備了精緻又不至於太貴重的馬卡龍，心理師收到後還可以分享給諮商中心的其他同仁。諮商最後一天，我提早十分鐘抵達，把馬卡龍冰在冰箱，用馬克杯泡了一杯即溶咖啡，等時間到了再敲門進入諮商室。

我已經記不得那天談了些什麼，只記得我平常晤談都會哭，但那一天我強忍著不掉淚，因為只要一流淚，說再見的時候我一定會嚎啕大哭。我躊躇著要怎麼跟她提起冰箱裡的馬卡龍。心理師說，如果結案後覺得很痛苦還是可以再次諮商，要我不必太擔心，還答應我一個月後會打電話關心我的狀態。聽了這番話，我才安心下來。

「這段期間辛苦了。」我們彼此道別，她伸出雙手，我也伸出雙手握著她，本以為我會表現得很自然，但實際看起來應該很尷尬。離開諮商室前，我刻意用沉靜的語氣告訴她，冰箱裡有要送給她的馬卡龍。原本祈禱她不要出來送我，沒想到她還是走到諮商室門口目送我離去。我在玄關穿鞋的時候，依然擺出一副無所謂的表情，直到踏出玄關的那一刻，眼淚終於嘩啦啦地流下來。

我一路從諮商中心哭到地鐵站，可以說是痛哭流涕。路人都在盯著我看，但我毫不在意。雖然知道我們是有目的性的見面，但沒料到就這樣結束了。不過，令我驚訝的是淚水中不帶有任何負面情感，而是純粹的不捨與感恩。

可依靠的人像是人生的支柱，有的時期可能有四根支柱，而有的時期只剩兩根。失去支柱是一件令人難受的事，心理師安慰我說，**結束諮商就好像一把四腳椅變成了三腳椅，起初可能搖晃不穩，但最後一定可以用三隻腳站穩的**。經過了這麼多日子，如今我這把三腳椅已經站得很穩了，很感謝心理師在我最痛苦的時期成為了我生命中的支柱。

認識憂鬱症治療❼

諮商時，要做好自我保護

【事件1】K從二〇一八年二月開始做心理諮商，原本以為一切都很正常，但不知從何時開始，晤談的氣氛變得怪怪的。心理師提議為了讓晤談的氣氛更舒適，想把諮商地點改在飯店。K不疑有他而預約了房間，沒想到到了飯店才發現諮商只是藉口，K慘遭心理師性侵。

【事件2】N從二〇〇三年開始在某大學教授研究室接受該教授的心理諮商，四個月的諮商期間教授數次對N性騷擾，例如摟抱或親吻她。事發後現，雖然N的丈夫要求解聘該教授，但校方卻不予理會，N因為打擊過大而多次割腕和跳軌自殺未遂。

二十世紀初佛洛伊德（Freud）就樹立原則，禁止心理治療師與患者發生親密關係，但是我們仍然不時會看到觸碰禁忌的心理師或精神科醫師的相關報導。雖然沒有準確的統計數據顯示越界的機率，但有研究指出男性治療師約一至十二%，女性治療師約〇至三．一%會觸犯與案主發生親密關係的禁忌。[6]

有些人可能覺得不可置信，好好的一個成年人怎麼會被心理師或醫師性侵呢？晤談過程出現異樣，不是應該立刻拒絕見面嗎？然而當事人在心理上、精神上很難不依賴心理師，因為心理師最了解當事人內心最私密的部分，而且諮商時也必須傾訴出來才能達到諮商效果。

因此當事人對心理師產生「移情」是很正常的，所謂的「移情」是指患者在心理師身上感受到過去對某個重要人物的感情，這種感情有可能是性方面的，也有可能是尊敬的、絕對信任的。此時專業的心理師會向個案解釋何謂移情，個案理解後才繼續進行諮商。

6文獻引用：張亨允（音譯）與林起英（音譯）（2008）。精神科醫師與患者的性界線基準。神經精神醫學，57（4）。

值得重視的問題是，當事人遭到心理師或醫師性侵後的創傷。根據美國加州心理協會臨床與專業心理學部的會長賈桂琳・布霍特斯博士（Holroyd J, Bouhoutsos JC）在一九八三年的研究指出，與心理師發生性關係的個案有十一％因為受到巨大的精神傷害而必須住進精神病房，其中有一％選擇自殺。[7]

諮商時不只要小心發生親密關係，還要確保所有的接觸往來都必須在諮商室內進行，這樣才能有好的諮商效果。以心理師個人的社群網站為例，若當事人找到了心理師的社群帳號，萬一他對心理師已經產生移情，為了獲得對方的好感，他在晤談時就會刻意投其所好。即使當事人沒有移情，公開心理師的個人資訊對諮商也是沒有幫助的。

此外，也應該避免在晤談以外的時間透過電話、簡訊、電子信件、聊天軟體聯繫，因為這些聯繫都是片段、不完整、生活瑣事或緊急的，與諮商室的溝通方式完全背道而馳。[8]

諮商的目的是傾聽當事人傾訴並協助他解決問題，因此心理師應避免向當事人提到自己私人的事。即使透露私人訊息是為了讓諮商更順利，但要是當事人已經產生移情，心理師的個人話題就很容易引起認同、憐憫、親近感等情感。之前曾發生某位精神科醫師對患者說：「我可能會離婚」、「我也在吃精神科藥物」而引發患者聯合投訴。

如果你的心理師向你吐露他的私人問題，或是交代你出現藥物副作用之類的緊急狀況可以打私人電話給他，絕對不是個好現象。我換過這麼多家醫院，從來沒有任何一位醫師給我他的私人電話或電子信箱，我的心理師也一樣。雖然也有例外，例如醫師判斷病患可能有自殺風險而提供私人電話作為緊急聯絡電話，但那之前醫師通常會建議病患住院。

對此，金善熙醫師提出幾個諮商基本規範：**只在約定的時間和地點進行諮商、不與個案發生私人或金錢上的往來、不向個案提起自己的私事、不收送禮物。**

7該論文原文請見：Bouhoutsos, J., Holroyd, J., Lerman, H., Forer, B. R., & Greenberg, M. (1983). Sexual intimacy between psychotherapist and patients. *Professional Psychologh: Research and Practive*, 14, 185-196.

8資料來源：張亨允（音譯）與林起英（音譯）（2008）。精神科醫師與患者的性界線基準。神經精神醫學，57（4）。

“唯有把自己過好了，

才能和他人過得好。”

Chapter 3

憂鬱症的多種樣貌

每個人的症狀都不同

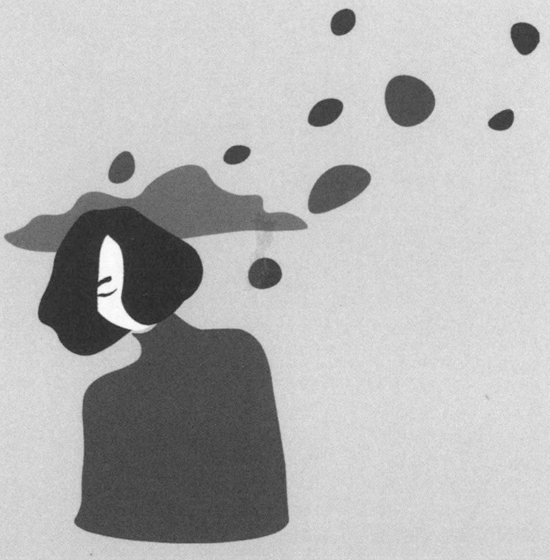

來自病友的日記❶

為什麼凡事都要很完美？

外頭傳來開門聲，原來是十分鐘前出門上班的妹妹又折返回來，她似乎去了一趟便利超商，手上拎著一個塑膠袋，裡面裝了香蕉、泡麵、麵包等食物。躺在床上的慧美只是從房間的門縫不發一語地看著妹妹。妹妹哭了，她站在玄關門口用力地把塑膠袋砸在地上，隨後轉身離去。慧美起身走向扔在地上的塑膠袋，把香蕉拿了出來。

慧美的妹妹常把買回來的食物氣憤地扔在地上就走。其實妹妹原本是關心姊姊的，但是慧美持續宅在家，轉眼間半年過去了，妹妹再也受不了，常常情緒失控大哭，有時候還會說氣話：「妳乾脆死了算了！」慧美自己也明白，她說：「妹妹也忙，卻還要照顧一個成天躺在床上的病人，換作是我也會受不了。」

慧美因為憂鬱症而待在家，已兩年沒出去工作，問她在家都做些什麼，她說：「我整天都躺在床上，什麼事都沒做。」她最喜歡睏的感覺，因為睏了就能入睡，入睡後就能忘記現實。她成天躺在床上，沒有所謂的起床時間，而且她一滴咖啡也不沾，無法想像以前的她是個有重度咖啡癮的人。

「你看過《荒島．愛》這部電影嗎？女主角打死都不出門，我跟她差不多，出門光是綁個鞋帶都要花上老半天。」她說。她大概一週會去附近的商店買東西兩次，這也是她唯一的出門機會。因為懶得洗臉梳妝，每次她都穿帽T出門。

她繭居在家之前，曾是個對自己期望很高的記者，總是自發性加班，不滿意稿子時還會難過地哭。然而，不知道從什麼時候開始，她開始經常性遲到，明明不累早上卻起不來，只好趕搭計程車去公司，但還是大遲到。除此之外，她的工作效率變得很差，加班仍然趕不上截稿時間。

狀況持續了一兩個月之後，慧美就遞出辭呈，她不是不擔心以後的出路，只是她更受不了自己的改變，總覺得哪裡不太對勁，可是卻說不出個所以然。主管問她願不願意改成留職停薪，但她拒絕了，因為她覺得自己的工作表現不如從前，總是給同事添麻煩。她回想：「當時應該是憂鬱症初期。」

不料就在她身心都呈現無力的狀態時，卻輾轉聽到一個意想不到的消息——當初慰留她、勸她留職停薪的主管居然在背後批評她，而且還是她正在應徵的新公司做資歷查核的時候。可想而知，就要到手的新工作最後飛了。遭遇背叛的絕望無法言喻，也導致她開始對他人心生恐懼，並且把自己封閉在家中。

鼓起勇氣向外求援

兩年的無業生活，幾乎用光了她的積蓄，眼看帳戶就要見底了，焦急的她只好到處投履歷找工作。然而，就算通過了書面審核，面試時她都被刷掉，因為她未曾現身考場。這絕對不是因為她懶，而是就算頭腦知道要出門，身體卻不聽使喚，這下她才終於察覺自己可能有問題，但那時候她還不知道可能是憂鬱症。

這麼多面試機會她唯一去的那一次，卻遲到了整整一小時。面試官問：「妳應該不是認真在找工作吧？否則怎麼會面試遲到一小時？」另一個面試官還問：「妳似乎一直避開我們的視線。」面試官們沒說錯，慧美與世隔絕兩年，已經不知道該如何看著別人的眼睛講話了，沒想到還被面試官直接指出來，早知如此就不該來這趟面試。後來她接到「未錄取」通知，雖然已有心理準備，但這件事卻對她造成不小的打擊。

當初是憂鬱症讓慧美把自己封閉起來，但也是憂鬱症讓她決定走出去。

「之前我希望妹妹趕快去上班，因為她出門我才能偷哭。但後來我再也忍不住，她在家我也哭，才發現我的情緒已經失控了。」

慧美原本的問題是睡眠過度，之後卻變成了失眠。本來她還吃得下一些香蕉、麵包、泡麵，後來什麼也吃不下了。這種日子令人窒息，於是她在網路上找到了社區的精神健康福祉中心，立刻撥了上面的電話號碼。

「請幫幫我！」她求救。

精神健康福祉中心推測慧美可能是重度憂鬱症，建議她去精神科接受藥物治療，她二話不說馬上前往與福祉中心合作的醫院，並且開始服用醫師開的抗憂鬱劑、抗焦慮劑以及安眠藥。不到一個月，慧美就找到工作，因為她的狀態已經穩定下來，能夠出門面試了。現在的她一邊接受精神科治療，一邊做心理諮商。

從前的煩惱還在，她還是會因為不滿意自己寫的稿子而哭，對人際關係依然感到恐懼，然而這個時候她就會想起「〇・五」的概念。以前她的世界不是一就是〇，不是全有就是全無，現在她知道世界上還存在〇．三或〇．五，就算寫不出完美的報導、經營不好融洽的人際關係、做不到十全十美，也沒關係。

我問她得了憂鬱症之後有什麼改變，她給了我一個意想不到的答案。

「如果真的要比較，得憂鬱症之前我可以在很好的環境中認識很棒的人，跟他們一起度過美好的時光；得憂鬱症之後我變得更有同理心，例如我看待流浪漢的眼光不一樣了，我會想著要是哪天失去家人，說不定我也會像他們一樣在街頭遊蕩。我希望把憂鬱症的處方散播給全世界，讓世上不再有憂鬱的人。」

來自病友的日記❷

任何人都可能得憂鬱症

雖然憂鬱症沒有所謂誰容易得、誰不容易得的區別，但我覺得憂鬱症絕對不可能找上元瑛，因為她是大家公認充滿活力、樂觀又幽默的人。大學時別人最常問她：「妳都不會累嗎？」因為她的行程表總是排滿約會，她認為只有雙方剛好有空才約得起來，這是一件很難得的事情。沒有約的時候，她就一個人在首爾各地遊玩，她說以後這些老巷子都會消失，得趁現在好好看個夠。

元瑛在大學醫院擔任護理師已經十年了，她同時也是工會成員之一，致力提升醫護人員的工作環境和人權，藉此改善病人的治療環境。大學時她熱衷於社交，出了社會後她一樣喜歡到處跑，只要願意給她發聲的機會她都去，例如記者會、媒體採訪、Podcast 等等。她還自己開了 YouTube 頻道，並且直接用本名「護理師崔元瑛」作為頻道名稱，前陣子還舉辦了訂閱五百人、七百人、一千人的慶祝活動。

有一天，元瑛約我一起喝茶，我以為她想跟我約在茶館，沒想到當天她帶了好幾種茶葉、旅行茶具、保溫瓶，以及一張小小的野餐墊來找我。她說天氣這麼好，不如去公園一邊野餐、一邊泡茶。我們在公園找了一個角落坐下，我正暗自讚嘆她活力充沛時，她卻告訴我她得了憂鬱症。

幾個月前元瑛就開始懷疑自己得憂鬱症，她原本以為時間會沖淡憂鬱情緒，沒想到這麼一晃眼兩年都過去了，她依然感到憂鬱。她常常有自殺想法，她不知道別人是不是也跟她一樣，遇到痛苦就想死，也不知道經常有自殺衝動是否正常，但她始終沒想過要去治療。

終於有一天，明明有一項重要的行程她卻反常地請了假。無力、憂鬱、悲傷讓她沒辦法工作，她以為週末過後就會好，但並沒有。她傳了簡訊向工會請辭，以前的她是絕對不容許自己如此不負責任、逃避問題，但現在她實在沒有心力在意這麼多了。

留職停薪必須出示醫療診斷書，因此她去了一趟精神科，還真的被診斷出憂鬱症。她並不驚訝，因為她早就心裡有數。醫院開了藥並囑咐她下週回診，她隨便應付了一聲，心裡並不打算再來，因為她來醫院的目的只是為了拿診斷書而已。申請完留職停薪，她就把自己封閉在家，沒日沒夜地哭，哭累了就睡，餓了就隨手拿東西來吃，吃完了又繼續哭。

她說：「就好像整個人浸泡在傷心的情緒裡。」原本不打算再去醫院，但一週後她決定回診，並且把自己的狀態和自殺衝動都告訴醫師，這些事情她從未跟任何人訴說過，也沒人料想得到。

她說：「我常想著要怎麼死才不會傷到器官。」

和憂鬱症共存

元瑛剛上大學時就簽了器官捐贈同意書，畢業後她在醫院工作時，遇到很多急需器官移植的病人，她更確信當初的選擇是對的，只是她從沒想到有一天她會在自殺時考慮到器官捐贈。

這不是她第一次想自殺了，早在她小學四年級就有過這個念頭。當時她被母親抽打，嚇得逃到廁所裡並將門反鎖，母親大吼要她開門，嚇得她魂不守舍。不久，她聽到母親走遠的聲音，原來是去找廁所鑰匙。她看到浴室地板有一片刮鬍刀，她一邊哭、一邊拿著刀片往手腕割，她以為只有一死才能脫離恐懼，好在當時母親正好用鑰匙打開了門。

第二次試圖自殺是大學升學考試結束的晚上，她考得非常好，全家人正一邊看新聞、一邊吃水果。新聞正在報導大學考試，接著傳來某個考生自殺身亡的消息，母親在一旁搖頭說：「真是的，早早死了好，這麼玻璃心。」

「媽媽妳怎麼這麼說話？要是我死了，妳也會這麼說嗎？」她問。

「當然！我還是會講一樣的話！死了不足惜，成天只會讓父母操心。」母親剛說完，元瑛立刻奪門而出。她好恨母親居然這樣批評別人的死，甚至還說自己的女兒死了不足惜。她要像死去的那個同學一樣跳樓自殺，好在父親及時衝上前一把抓住了她。

不久前，為期五個月的留職停薪到期，元瑛回到了醫院崗位。原本去精神科只是為了拿診斷證明書，後來她還是持續接受治療。留職停薪期間雖然憂鬱，但只要狀態稍微好些，她就出門旅行或在YouTube頻道上傳影片。她知道這段時光不會重來，所以她只管盡情享受，到處遊玩。元瑛的社群網站充滿了她旅途中歡笑的照片。

她並不覺得呈現多樣的面貌是一種衝突，無論是試圖自殺或開心舉辦 YouTube 留言活動，都是同一個她。**只憑一個人呈現出來的面貌就對這個人下定論，不只隨便，更是一種暴力。**

她請我直接在書上寫出她的真名，我問她是否真的要揭露本名和職業，她說：「雖然我還沒對身邊的人說我得了憂鬱症，但我希望藉由這個機會，讓人們更容易開口談論憂鬱症的話題。」憂鬱症患者崔元瑛，她開朗、活潑、幽默，而且非常勇敢。

來自病友的日記❸

發病時雖然會帶來困擾，但病人並沒有錯

志動很喜歡自我觀察，他還是個男孩時就察覺自己的情緒起伏很大，因此養成了觀察情緒的習慣，每當情緒出現時，他就會問自己「為什麼我會有這種感受？」高中時，他主動向父母要求去看精神科，因為這樣他才能更了解自己。

然而，志動的父母卻把他帶到教會，認為孩子常上教會，問題就會改善。志動在教會被視為一個特殊孩子，他常常語速飛快不受控，或者脫口而出一些言不由衷的話，這些話卻被教會當成被聖靈賜福的人所說的「靈語」，因此志動是被聖靈賜福之人。

「我覺得我有躁鬱症，當時應該去治療卻去了教會，症狀反而變得更嚴重了。」志動自嘲地笑著。

志動患有雙極性情感疾患，也就是人們常聽到的「躁鬱症」。躁鬱症又分第一型和第二型，第一型是重度的躁期和重度的憂鬱期交替出現，第二型則是相對輕微的躁期與重鬱症交替發作，志動屬於第二型。志動成年之前只有輕微的躁症和鬱症，他印象中沒什麼憂鬱時刻，倒是有幾次輕微的躁症發作。

例如，在大學升學考試前一天，志動把以前考高分的模擬試卷抱在懷裡，他感到心跳加速，有一種明天會大獲全勝的預感。那天晚上他翻來覆去睡不著，但說也奇怪，考試當天他卻一點都不累，而且絲毫沒有面對重要考試應有的緊張或不安。考卷一發下來，他很順利地答完題，一副充滿自信的樣子。成績雖然不錯，但與考試當天作答的狀態相比並沒有達到理想分數，後來志動才知道原來那次就是輕躁症發作的症狀。

在求職過程他也遇過類似的經驗，那是一次兩天一夜的合宿面試，他發現自己的腦筋突然轉得特別快，靈感源源不絕且對答如流。面試官和其他求職者都對志動讚許有加，說他活潑又聰明。雖然某個面試官說他看起來有點焦躁，可是他並沒有把這句話放在心上，他對當天的表現相當滿意，甚至懷疑自己可能是天才。不過最後他並沒有通過合宿面試。

接著，重鬱症也在他求職期間發作了。遲遲找不到工作讓他壓力特別大，每次讀完書一回到家就累癱，什麼都不想做。找工作是「不得不」，就算再怎麼不情願他還是會去做，但是一回到家他就只想休息，總是隨便找東西吃，吃完就立刻躺在床上。

「我不能忍受該做的事沒做，所以除了找工作之外，其他事我都擺爛不管。」他說。

就這樣過了一週、一個月、兩個月，碗盤堆積在洗碗槽裡，發出陣陣惡臭，房間滿地都是待洗的衣服和待丟的垃圾。他兩個月沒洗衣服，已經沒有乾淨衣服可穿，但為了出門參加求職讀書會，他只好從地上的髒衣服堆裡找一件看起來還算乾淨的來穿。他外表看起來很正常，但誰知道他的家和心靈已經漸漸腐敗。

他也拒絕和親朋好友聯絡，放棄經營所有友好的私人關係，因為他認為那不是他現在應該做的事。志勳的父母兩個月都聯繫不上他，擔心之餘便跑到他的住處一看，驚訝地發現整間屋子都快變成了垃圾屋。他們雖然吃驚卻沒有責備兒子，只是默默幫他打掃、準備飯菜。父母不焦急也不責罵的態度，給了志勳莫大的安慰與鼓勵。

重鬱症發作時，志動根本沒有心力出門看病，待鬱期緩解後他終於去了一趟精神科。他除了告訴醫師這陣子感到的憂鬱之外，還提起學生時期經常出現的輕躁症狀，醫師判斷他得了躁鬱症，並開了兩種藥給他，一種是稍微引起憂鬱感並使情緒維持正常值的藥，另一種則是在情緒亢奮睡不著時，有助睡眠的藥。大概服藥兩週，志動的情緒終於開始穩定。

服藥六個月後，重鬱期不再發作了，但他並不滿意腦筋變慢的感覺，他喜歡以前那樣稍微亢奮時的大膽、活力、突發異想。假設沒有躁鬱症的人，其躁症程度是零，他希望自己還能保有一或二的程度，因為亢奮狀態可以讓他有更好的工作和學習表現，因此他便不再去那家以藥物治療為主的精神科醫院了。

憂鬱不是錯，請對自己寬容些

他利用醫師的建議和各種資料，發展了一套屬於自己的治療方法，他用生理反應來解釋大腦的變化，他認為憂鬱症發作時就像大腦被打了一拳，受傷了就應該讓它休息，就像沒有人腳受傷還去運動一樣。憂鬱時期他就盡量不動腦，讓大腦休息。

「**憂鬱時不該責怪自己整天躺在床上、不做家事，這樣就像是對受傷的大腦又補了一拳**。所以憂鬱症發作時，我從不責怪自己。」

每當躁症發作，志勳就有意識地提醒自己冷靜。躁症發作會出現語速變快、睡眠時間變短的現象，因為大腦變靈活，要把這麼多的想法說出來，語速自然變快。同理，大腦不願休息也導致睡眠時間變短。志勳經歷過幾次躁症發作，只要一出現類似的症狀他就要求自己試著放空、減少活動、多睡覺，並且為即將發作的鬱期做準備，算是為自己儲備精力。

「其實觀察周遭會發現有些人滿像躁鬱症的，但是輕微的躁鬱症本身很難察覺，因為他們以為躁症是自己原本的個性，鬱症是某種倦怠期。要是不影響生活倒也無妨，但我還是希望這些人能多查查資料、多觀察自己，這樣才能過得更舒服自在一點。」

志勳並不覺得自己「患」了病，因為躁鬱症雖然帶來一些困擾，但好處還是挺多的，他認為躁症幫他在工作上獲得良好成績。

「只要好好利用躁鬱症就好，不是有很多知名的藝術家也有躁鬱症嗎？」就如他所說，維吉尼亞・吳爾芙（Virginia Woolf）、雨果（Victor Marie Hugo）、梵谷（Vincent van Gogh）、柴可夫斯基（Pyotr Ilyich Tchaikovsky）等名人都受躁鬱症所苦。

志勳說，他希望精神疾患病人可以對自己更寬容一點。

「精神疾患病人很容易批評或怪罪自己，而且周遭也總是要求他們要振作起來，問題是，如果得的是一般疾病，人們也會這樣自責嗎？我想是不會的。**精神疾病的確會帶來困擾，但病人並沒有錯，自責或批評只會加重病情**。我們應該對自己更寬容些，這樣做不只對自己好，也有助於治療。」

來自病友的日記❹

支持和理解，是幫助活下去的力量

恩逸低頭靜靜看著自己的手機。

我說：「哇！妳的手機看起來很厲害，是新買的嗎？」

「嗯，這是 iPhone8！不過它幾乎被我當 MP3 了。」

「為什麼？功能太少了嗎？」

「不是，是根本沒有人找我。」

我頓時不知道該回什麼，只好抬頭看地鐵到站通知畫面上寫著的「五分鐘後即將進站」。

恩逸本來不是沒朋友，但二十歲之後她因為頻繁進出精神病院的封閉式病房，也就與朋友漸行漸遠。開放式病房通常允許使用手機，但封閉式病房只能借用護理站的電話或使用公共電話與外部聯繫，而她並不想用這種方式聯繫朋友。

每次出院她都必須面對朋友的各種詢問——這段期間去哪裡了？為什麼都聯絡不到人？她總是找各種理由搪塞，不是忙著照顧生病的母親，就是說自己去外地辦事。然而，隨著住院次數越多、住院期間越長，紙就快要包不住火了。她考慮過向朋友坦承生病住院的事，但她實在沒把握朋友會怎麼看她，萬一被當成瘋子怎麼辦？

恩逸罹患的是躁鬱症，狂躁和重鬱反覆出現。她大約在二十歲時躁鬱症發作，當時她和母親為了上大學的事情起了嚴重的衝突，她考上了大學，母親卻不讓她去，甚至連已經申請好的就學貸款也被母親取消。

恩逸心裡明白母親為何反對，因為她生在單親家庭，母親一手把她和妹妹帶大，家裡總是缺錢，母親老是生病，為了賺錢母親只好硬撐著，還撐出了一身毛病。母親認為家裡不需要大學文憑，只需要一個會賺錢的人。恩逸百感交集，她對母親既怨恨又愧疚，想到期待已久的未來就要落空，她感到相當失落，同時對無法改變的現實又充滿了無助。

最後她選擇離家出走，心想離開母親或許心情會好一點，但是身無分文的她天天三餐不繼，也不知道該去哪裡，只能漫無目的地走，走累了就到網咖或三溫暖休息。沒幾天她回家了，但那時候她的躁症已經發作了。

她不斷向母親與妹妹說：「我走著走著，看見天上有天使軍團和惡魔軍團在打仗，就好像聖經說的那樣。我也要加入『戰鬥』，擊退惡勢力！」

「我現在正在考試，必須根據車輛的方向燈來行動。通過這個考試，政府就會幫我們把債還清，他們還答應要提升我們的身分階級呢！」

有一天，突然幾個高大壯漢闖進家裡，架走了嚇得驚慌失措的恩逸，無論她怎麼奮力掙扎都沒用，一下就被送上緊急救護車，原來是母親請人將她強制送醫。等恩逸回神一看，才發現自己已經在封閉式病房了。她被診斷出躁鬱症第一型，但她不相信自己有病，還說只要再給她一點時間就能擊敗惡勢力，通過考試。她二十歲時第一次被強制送醫，並且住院六個月。

她跟我說：「我知道我的家人也不願意送我去住院，但我好想問他們『難道沒別的方法了嗎？』經歷幾次強制送醫，也就漸漸失去對家人的信任了。」

在恩逸第二次被強制送醫並出院後，每當她開始睡得少、精力充沛、對某件事極度專注到廢寢忘食的境界時，她就會離家出走。與其說她因為知道自己躁症發作而離家，真正的原因其實是她害怕又被強制送醫和長期住院。

「即使症狀好轉出院了，當初入院時緊急救護人員架著我的手臂、打我的記憶依然歷歷在目。住院期間我一不聽話他們就幫我打『大象針』。我和那裡的病人每天都被餵得飽飽，摸著肚子、無精打采地在醫院晃來晃去，這些記憶就像被植入腦海，揮之不去。」「大象針」是一種鎮定劑，因為藥效強到能使大象昏厥，所以被稱為大象針。

每次離家出走她的病情就更加惡化，結果又被強制送醫住院。她前後被強制住院六次，短則三個月，長則達兩年半之久。轉眼間她都快三十歲了，她不想再繼續被送回病房，於是決定開始研究躁鬱症，這也意味著她已接受自己生病的事實。（後來她申請到身心障礙三級[9]）

---

9 譯注：韓國身心障礙共分為三級，一級最為嚴重，三級最輕，其鑑定標準為「六項能力障礙判定標準中，有三項以上需要間歇性協助，且整體評估功能量表（Global Assessment of Functioning Scale，簡稱GAF）分數達五十一至六十分」。

周遭的支持，能避免患者被孤立

我跟恩逸就是在「韓國精神障礙者自立生活中心」認識的，我當初去是為了採訪，而她則是在那裡擔任「個案社工」，這個職務主要提供精神障礙者同儕諮商，以及對外演講，以改善社會對精神患者的認知，並且與新聞媒體接洽。

恩逸透過這份工作發現她的故事並非特殊案例，來到精神障礙者自立生活中心的人都跟她一樣，頻繁地進出病房，而且還必須面對精神疾患衍生出的問題，例如人際關係疏離、職涯中斷、家人身心俱疲、孤獨感等。起初是同病相憐，後來她漸漸感嘆，難道精神障礙者註定無法擺脫這些問題嗎？她認為自己和病友遇到的問題其實是社會結構引起的，要不然大家怎麼都剛好遇到一樣的問題呢？為了找出解決方法，恩逸決定持續投身於個案支持的社會工作。

恩逸很認真經營自己的社群網站，在那裡她感受到大家對她的支持，同時社群網站也是社工工作的延伸場域。除了寫下自己每天走了幾步、在咖啡廳喝了什麼飲料之外，她還會分享精神障礙相關的學習心得，或精神障礙者能否報考駕照等知識訊息。每當有人為她按讚留言，她就覺得自己不再是一個人，而是正在做一件有意義的事。從社群網站知道原來還是有很多人關心著她、在意她，讓她的心暖暖的。

為什麼支持的力量這麼重要呢？「**周遭有沒有人支持差很多，要是沒有人支持，很容易因為嚴重的孤立感而做出極端的選擇**，心想：『反正也沒有人在乎我，我怎麼樣都沒差。』我本身也曾這麼想過。服藥固然重要，但並不是萬靈丹。」

恩逸透過與人交流、擔任社工，如今用藥量已經減少一半。

前陣子她搬家了，她在社群網站上寫著：「我突然想做一件事，讓大家看看精神障礙者如何布置自己的小窩。雖然不是什麼大不了的事，但我會認真記錄的，謝謝。」下方好多人留言說：「推薦妳用紅蘿蔔市集[10]。」「妳可以在『今日美房[11]』連載，還能累積點數。」「好期待唷！」「妳的房間一定很美。」恩逸現在再也不孤單了。

10 譯注：韓國的二手拍賣交易應用程式。

11 譯注：韓國的居家布置類應用程式，使用者可以分享自己的居家布置。

如何判斷自己是否需要住院？

我以前以為憂鬱症跟精神病院扯不上關係，精神病院應該是非常奇怪的人才會去，跟憂鬱症沒有關聯，因為我覺得我的病跟其他精神疾患不一樣。

事實上，因為憂鬱症而住院的患者不在少數，通常是因為出現自傷、自殺、憂鬱症復發、藥物副作用等原因住院。張燦賢醫師說：「若患者不自覺做出對社交生活有負面影響的行為時，則建議住院。例如半夜不斷打電話騷擾上司、對客戶口出惡言、以真名在網路上發表攻擊性言論等。」

精神病院是什麼樣的地方呢？病房類型不同，環境與住院生活也不盡相同，精神病院又可以分為開放式病房、半開放式病房、封閉式病房，你可以把開放式病房想成一般的住院病房，封閉式病房則像是加護病房。越是封閉，病人的行動範圍與可使用的物品限制越多，半開放式病房的限制則介於兩者之間。

說到精神科的重症，直覺會想到思覺失調症或躁鬱症，以為憂鬱症理所當然是在開放式病房，但其實不然。只要患者有自殺或自殘的傾向，不論得的是什麼病都會被歸類為緊急狀況，轉至封閉式病房或半開放式病房。

開放式病房的患者可以在住院大樓和醫院內自由行動，只要和主治醫師協調就可以外出，且不限制訪客探視，跟一般住院差異不大。

提不起精神照料三餐或深受失眠所苦的人，通常可選擇開放式病房。可能有人會問：「提不起精神就要住院嗎？」然而無精打采是憂鬱症典型的症狀之一，置之不理可能會讓症狀更嚴重。

而封閉式病房的患者無法離開住院大樓，外出也受到限制，並且只有在家屬陪同的狀況下才能外出。患者不能使用個人手機，公共電話也有通話次數及時間限制。因為尼古丁和咖啡因會刺激神經，所以醫院基本上都會禁菸，有些地方甚至會限制點心供應。

K因為躁鬱症多次進出封閉式病房，前期他被禁止接觸香菸、咖啡、巧克力，後來院方允許他一天喝一杯咖啡、吃一兩塊巧克力派。家屬準備的點心零食必須交由護理站保管，由護理站供應給患者。K說：「雖然住院是為了治療，但日子過得很苦悶。」

在精神病院工作超過十年的社工尹哲鎬先生，曾看過許許多多的病人，他說：「需要住院的患者通常嚴重欠缺社會能力，禁不起一點點的刺激。雖然封閉式病房感覺像『被關』，但因為限制了外界刺激，能幫助患者恢復。」之所以不讓患者使用手機，也是為了要隔絕外界的刺激。

確實如尹先生所言，控制外界因素對急性期患者是有幫助的，例如N因失眠、失去幹勁而導致生活變得一團糟，他抱著最後一絲希望來到了精神病院，規律的住院生活給了他很大的幫助，尤其因為不能使用手機，他就不必接觸那些造成壓力的人事物，也多虧住院治療讓他能夠快速恢復。事實上，**只要睡眠充足，就能讓憂鬱症有明顯的改善**。

住院的另一個優點就是不必隱瞞自己的病情。N說：「電影《小丑》中提到『有心理疾病最糟糕的是，所有人都期待你假裝自己沒病』，在醫院裡我不用假裝自己沒病，我可以全然做自己，那讓我感到自在、獲得安慰。」

住院也是治療的一種，請以健康心態面對

住院方式又分為自願住院、監護住院、行政住院、緊急強制住院四種。自願住院顧名思義就是當事人自行申請住院，但並非自願就一定能住院，當事人必須持有精神科診斷書和「有住院之必要」的醫師意見書才可以住院。

自願住院以外的三種方式都是非自願住院，由非當事人提出住院申請。監護住院須經由監護人同意，行政住院須經由地方首長許可，緊急強制住院則須有警察同意。然而，非自願住院常常引發侵犯人權的議題討論。

非自願住院的住院條件較為嚴苛，當事人必須有自傷或傷害他人的情況或風險，且必須經過兩間不同醫院的醫師鑑定，最後還要由韓國保健福祉部的「住院適切性審核委員會」提出住院必要之判斷。即使委員會認為需要住院，當事人還是可以提出異議。

許多患者害怕住院，除了害怕陌生環境之外，更害怕社會對精神病院的偏見。我自己也曾經因為醫師建議我住院而恐慌不已，但撇開偏見不談，住院其實只是服藥、心理諮商之外的另一種治療方法而已，我們不該因為社會的偏見而排除住

院這個選項。**最好的治療就是依照自己的狀況去選擇合適的方法**，這樣才能早日康復。

（編按：以台灣來說，精神科病房大多分為急性病房與慢性病房，慢性病房則又依功效，分為半開放式病房、開放式病房、庇護工場等多種，各醫院分類不同。當患者發病時，經診斷若症狀不嚴重，醫師大多會請其在家療養，定期回診即可。若屬於症狀嚴重之患者，包括出現會自殘或傷人等行為時，醫師會建議安排住院，也有另一種情形是，患者不認為自己生病，也不配合診療，病識感不強，這種情況下，醫師也會安排其住院治療。

整體而言，住院也是治療精神疾患的一種方式，精神病院也並不如外界想像可怕，如果不確定自己適合哪一種治療法，建議與專業醫師討論，尋找最適合的方式。）

勇敢說出「我得了憂鬱症」

被診斷出罹患憂鬱症的幾天後，我打電話把這件事告訴爸爸。

「誰說的？」

「精神科說的……醫師說我還得吃藥。」

「醫師都說要吃了，就吃吧！」

「嗯，但是萬一有藥物依賴怎麼辦？」

「別擔心啦！聽說現在的藥都很好。妳會自己去看病，真棒！」

爸爸說得一派輕鬆，我以為那是他安慰人的方式，後來才知道原來是因為他不懂憂鬱症的嚴重性，以為是「吃飽太閒才會得的病」。

現在他還是常常說：「如果妳每天都得為第二天的柴米油鹽醬醋茶煩惱，光是賺錢都來不及了，哪還有時間去想為什麼活著、為什麼存在？」我很吃驚他有這種觀念，但至少他不會責難我。

每個人公開自己病情的對象和時間點都不同，我是屬於比較早的，看完病當天我就告訴了兩個妹妹，因為她們常看我哭、週末一整天窩在家，因此並不覺得驚訝。接下來是爸爸，他的反應比我預期的還平淡，讓我卸下了心中的大石頭。媽媽因為比較愛操心，我後來才告訴她。

接下來是公司。還記得那天特別爬不起來，好不容易撐起身子走向浴室，卻因為藥效發作感到昏昏沉沉，走路東倒西歪。我應該要梳洗更衣準備出門了，但又躺回床上，心想頭好暈啊，再睡個五分鐘吧！我躺在床上，眼睛卻一直看著手錶，想著：「要是現在不起床可能會遲到。」「快要遲到了！」「已經遲到了，不管了……就睡吧！」最後我躲在被窩裡沒去上班。

平常我不是這樣子的，但是那天我已經不管是否會遲到、會不會被組長罵，我只想睡大覺。當我再次睜開眼時已經快中午了，手機裡有好幾封組長傳來的簡訊和未接來電，我才意識到事態嚴重，我到底在做什麼？我跟組長解釋因為身體不舒服所以睡過頭，直到下午我才抵達辦公室。

那天下午我也是渾渾噩噩，不管資料讀過幾遍都讀不進大腦，新聞稿半個字也寫不出來。現在回想起來，我當時的狀態其實沒辦法工作。我以為吃了憂鬱症的藥就會馬上好起來，但並不是。有些藥讓我極度想睡而影響行動，但換了藥之後不是睡不好，就是常睡到一半醒來、作一堆印象深刻的夢，有睡跟沒睡一樣。

於是不到幾個小時後我就跟組長約了面談，告訴他我得了憂鬱症想申請留職停薪。我以為組長不會相信，因為我平常一副活潑開朗的樣子，要是他不相信我，我就鐵了心遞出辭呈！我的心境跟早上在被窩裡一樣，不想再做任何努力，只想撒手不管，船到橋頭自然直。

沒想到組長毫不猶豫地說：「知道了，好好休息吧！這件事交給我處理。」他還說如果有必要，他會盡量想辦法讓我明天就能休息。事情進行得太順利，我還不由得懷疑他其實是希望我主動離職。幾天後，我簡單收拾辦公桌回家了。

我起初並不打算讓很多人知道我得了憂鬱症，我只想讓家人和公司知道而已，畢竟公開自己是「憂鬱症患者」可是一點好處也沒有。然而，很多狀況難免需要跟人解釋，一開始我很猶豫要不要說，但有了幾次經驗後發現，其實也沒那麼難開口。

不過，一直不斷複述相同的內容其實很累，再加上每次看到對方臉上閃過尷尬的神情，我也會跟著尷尬起來。但我不想說謊，也不想為了轉移話題而說「我很好，別擔心」，因為實際上我並不是很好。

因此我決定要公開得憂鬱症的事實，開始在社群網站詳述自己從憂鬱症初期到最近的狀態。沒想到有很多人細細閱讀我的文章，以後與朋友見面也不再那麼尷尬了，最棒的是，我不用每見一個人就重新解釋一遍，這比以前方便多了。

勇敢說出事實，是不想憂鬱症被汙名化

從過程中我也體認到，自己有責任讓大眾認識憂鬱症。雖然最近社會對憂鬱症的認識已經提升很多，但仍然有很多人不了解憂鬱症。憂鬱症是非常可怕的疾病，不僅讓患者的日常生活癱瘓，還會破壞人際關係，嚴重時甚至會走上絕路。然而威力如此兇猛的憂鬱症卻被人們用輕佻的態度面對，例如有些人會用「你得憂鬱症喔？」「你躁鬱症喔？」來開歧視性的玩笑，或因為過度小心而不懂該如何關心憂鬱症的親友，讓憂鬱症成為禁忌話題。

有鑒於此，我會很刻意地多談憂鬱症，我要把自己的病一五一十地呈現出來，

至少要讓我的親朋好友知道，「李荷妮的憂鬱症」是什麼樣子。我的憂鬱症絕對不是令人不快的玩笑話，也不是什麼禁語，而是介於兩者之間。

「就我自己的例子來說，不是所有憂鬱症患者都是每天病懨懨想自殺，我們只是比一般人更容易覺得累，所以能量的分配格外重要。重度憂鬱時，我只想做我喜歡的事情來補充能量，例如清潔打掃時我就不會胡思亂想。要是連這個都行不通，我就會一整天躺在床上，幾天後自己慢慢會好起來。如果好不起來，我就去醫院領緊急藥物來吃……。」

此外，我也會盡自己的力量，幫助那些得憂鬱症卻不知該怎麼做的人。自從我公開得憂鬱症的事實後，朋友、認識的人、妹妹的朋友、朋友的朋友們漸漸向我請教有關憂鬱症的問題，只要在能力許可範圍我都會盡全力幫助他們，例如我就幫朋友預約看診，也寫信問候妹妹的朋友，希望他們少走一些我當初的冤枉路。

我能大方分享憂鬱症的經驗，都要感謝身邊的親朋好友。我的家人和同事不帶偏見，朋友們也很支持我，讓我一路上不至於遇到太大的困難。要是少了其中任何一方的支持，我想我沒辦法開誠布公講自己的病，更沒勇氣高談闊論所謂的使命，當然也不可能有現在這本書了。

某個朋友的憂鬱症嚴重到若沒吃藥，就得緊急請假回家休息的程度，她卻不敢跟公司坦承病情，因為擔心講了會對自己不利。另一個朋友曾經因為憂鬱症住院，但好幾年過去了，他到現在還不敢跟家人提起自己得了憂鬱症，擔心公開之後，結果一發不可收拾。比起他們，我只是運氣好而已。

我以後還是會持續為憂鬱症發聲，承認自己是憂鬱症患者，並且告訴大家憂鬱症會遇到哪些痛苦、哪些狀況其實不像大家想像的那麼糟。當有人假玩笑真歧視地問：「妳得憂鬱症喔？」我會反問他：「我是憂鬱症沒錯，但你為什麼這麼說我？」當這些聲音越來越大時，我相信總有一天精神疾患患者能勇敢地站出來，為自己說話。

守護權益，持續發聲

K跟我不和，他跟我單獨相處時會對我大聲或講話帶刺，但是跟一群人在一起的時候就不會這樣。我不知道他什麼時候又會欺負我，只能隨時察言觀色。

K這樣做的背後原因並不重要，有時候可能根本沒特別理由，就算有我也無法得知為什麼，因此我跟主治醫師多次諮商後，整理出來的結論就是——保護自己不被他傷害。

- 除非必要，否則避免與K談話。
- 不搭理K的玩笑。
- 不要相信K說的話。

除此之外我嘗試了許多方法，但K若主動來招惹我，避也避不掉。有一天K打電話來罵我，我當場呼吸急促，喘不過氣。我大口呼吸仍上氣不接下氣，真奇怪，深呼吸不是應該呼吸更順暢嗎？我感到手腳發麻、頭暈目眩，眼前什麼都看不見了。我記得過度換氣時要對著信封袋呼吸，但情急之下我怎麼也找不到信封袋，都手腳發麻、眼冒金星了，哪還有力氣去找出信封、對著它呼吸呢？難不成要把信封袋當成緊急備用藥一樣隨身攜帶嗎？（後來才知道，容易過度換氣的人的確要隨身攜帶信封或袋子，不過專家比較推薦用腹式呼吸。）

我再也無法跟他共處一室，也不想跟他在通訊軟體上講話，我一點也不想跟他有任何瓜葛。這個反應已經超出單純對此人的厭惡或害怕，而是我的身心靈都告訴我要遠離他。雖然壓力是無形的，但持續一個小時以上的過度換氣即是有形的證明。隔天我去精神科拿了診斷書，向公司請了病假。

我原本只是想遠離K，讓自己暫時喘個氣，沒想到事情卻有意想不到的發展。

我告訴主管，K讓我的憂鬱症更嚴重，以至於我無法繼續工作。主管一聽我有憂鬱症非常震驚（我得憂鬱症後換了新工作，這位是新公司的主管），他看我個性活潑外向，工作表現也不錯，完全不知道我有憂鬱症。**很多人對憂鬱症持有**

刻板印象，認為病患應該沉默寡言、難以融入人群，然而世界上的憂鬱症患者形形色色，「職場上的李荷妮」剛好不符合社會對憂鬱症的刻板印象。

主管接著問，K讓我感到不舒服是客觀事實還是主觀感受，看來他所說的「主觀」應該是把原因歸咎在我的憂鬱症上了，意思像在問我，憂鬱症是否讓我特別敏感。我無法回答。我覺得要跟別人解釋「K如何傷害我」本身就是一件相當屈辱的事，而現在病情惡化的人是我，為什麼我還得承擔這種屈辱？

主管的反應也自相矛盾，他明明說我「看起來活潑外向、工作表現不錯、一點也看不出來有憂鬱症」，結果一出事就把焦點放在我的憂鬱症上。原本我是哭著跟主管談話的，但被他這麼一問，我突然像被施了魔法一樣止住了淚。我決定要堅強振作起來，不能在身心混亂的狀況下又遭受打擊。

我發現原本應該由公司出面解決的問題可能會被帶風向，變成錯誤都歸咎在憂鬱症患者身上。例如，如果把這件事認作是「職場霸凌」，那麼事情就會很棘手，需要事件調查、向管理職興師問罪；但如果把風向改成「你自己太玻璃心」、「你反應過度」、「你不是有憂鬱症嗎？」的個人因素，就可以簡單行事。

然而簡單行事並不能解決問題，而且解決問題除了求快，更要找對方向，我主管丟出的問題就是個錯誤方向。另一方面，我也開始懷疑自己真的只要跟K隔離、請假休息就好嗎？這真的是我想要的嗎？這麼做對嗎？

我苦惱了好幾週，終於向公司提出訴求，我希望除了隔離和病假之外，公司能做額外的處置措施。我知道這麼做會讓事情變得更複雜，也會耗費精神和體力，但是至少能解決我內心的疑問，我相信這才是正確的方向。我也想起自己在分享憂鬱症時的目標——持續發聲。

遇到不公平對待時，我學會勇敢說出來

在正式面談前，我把要講的事項列了下來，包括：

- 此次事件並非是憂鬱症引起，而是由對方的態度引起。
- 憂鬱症惡化不是事件原因，而是事件結果。
- 因此，事件結論不該歸咎於當事人的憂鬱症。
- 即便當事人較為敏感，一個能讓情緒敏感員工安心工作的環境，對其他員

工而言也會是個滿意的工作環境。

除此之外，我還寫了其他訴求。我反覆練習好幾次，但實際要講還是覺得不容易。

兩個月後，公司打電話告訴我他們已經採取了幾項措施，其中一項是將我和K「半永久式」隔離，只要我在這間公司工作的一天，K和我就不會被編在同一個部門。我一邊聽著承辦的前輩交代公司的處置方式，一邊痛哭流涕。那一天我一覺睡到隔天下午一點，好久沒睡得這麼香了。

我不曉得人們對這件事有什麼看法，有些人可能認為我玻璃心，連一點點刺激都承受不住；有些人可能覺得我反應過度，跟我一起工作會很辛苦；有些人或許佩服我一個病人還能指出問題點。我猜想，或許有些人表面上不明說，但暗地裡會因為憂鬱症而限制我負責某些特定職務。然而先不管他人的評價，我對我所做的一切並不後悔，就算以後真的遇到不公正的對待，我也絕不後悔。

《生病沒有對不起誰》的作者趙韓珍熙就說：「我希望病人不會因為自己生病的事實而受傷。**把疾病推給個人，是一種把生病的責任轉嫁給病人、讓病人陷**

入自責痛苦的行為。」每每我為了這次事件感到茫然時，我就反覆咀嚼這句話，也多虧了這句話讓我有力量為自己說話，少了些痛苦。我沒有對不起K，也沒有對不起主管、公司或任何人，且往後的日子我也會像這樣持續為憂鬱症患者發聲。

如何對待憂鬱症患者？

憂鬱症會帶來許多不便，除了每天要按時服藥兩三次，每週或隔週還要去精神科回診。除此之外還要時時注意自己的狀態，以免憂鬱症惡化，例如：疲倦會出現行動遲緩、記憶力衰退等生理機能下降症狀，憂鬱症患者必須仔細分辨這是單純的身體疲倦、憂鬱症，還是藥物副作用引起的反應。除此之外，我們還要面對他人對憂鬱症的反應。

最常見的反應就是「給建議」，我常聽到「無論如何爬起來運動吧！」「聽說培養興趣，會對生活有幫助。」「妳是不是應該多吃些維他命？」我明白他們是出自於關心，**但是憂鬱症患者事實上比任何人都知道該怎麼做，只是心有餘而力不足，所以才會是病**。每次聽了建議卻無法付諸實行，只會讓我更加挫折，而挫折感無助於病情好轉。

或許人們認為憂鬱症是「心靈感冒」，才會不假思索地給建議吧？其實憂鬱症不是感冒，它不像感冒容易感染、容易痊癒，也不像流鼻水、喉嚨痛能對症下藥。根據憂鬱症的嚴重程度以及患者個人差異，運動、興趣活動、陽光、旅行、工作……所帶來的恢復效果也不相同，憂鬱症患者本身也清楚這件事，所以我跟病友們彼此不太給對方建議。

我媽媽就常給我建議。她知道我得憂鬱症後受到很大的打擊，形容像是「椎心刺骨」。我常常提醒她給建議不會帶來幫助，只會讓我更生氣，但她還是會忍不住建議我該怎麼做。媽媽原本好心想幫助我卻適得其反，反而讓我在憂鬱症變嚴重時選擇「跟媽媽保持距離」。

我也不喜歡別人說「妳有憂鬱症？看不出來啊！」這類的話。**憂鬱症的外在表現不明顯，就算表現出來，身邊的人通常也察覺不到**。我因憂鬱症發作而突然體重下降、眼窩深陷時，並沒有人發現我得憂鬱症，他們只覺得我看起來很累。此外，我是個笑點很低的人，就算我現在還是慢性期憂鬱，看到好笑的東西我一樣會捧腹大笑，因此常有人說我看起來很正常。但誰會故意說自己有憂鬱症呢？**反問憂鬱症患者「你真的有憂鬱症？」是最不識相的回應了**。

討厭的事還有很多，其中有一類是：「妳明明很棒，怎麼會得憂鬱症呢？」但是我並不是因為不夠好才得憂鬱症的。根據聊天的前後文脈絡，「很棒」可能指的是對方的社交、經濟、文化素養，不可否認當一個人在這些方面有所欠缺時，的確可能得憂鬱症，但也有為數不少的人即使人際關係良好、不愁吃穿，卻還是得了憂鬱症。

「你不像是憂鬱症啊！」「你明明很好，怎麼會得憂鬱症呢？」不是出自於安慰嗎？對憂鬱症患者來說根本不是安慰，反而是在強化憂鬱症的刻板印象，讓患者覺得彷彿該做什麼才能證明自己得了憂鬱症。並不是某種特質的人才會得憂鬱症，這個世界上有形形色色的憂鬱症患者，說不定符合社會刻板印象的才是少數呢！

那麼憂鬱症患者希望別人怎麼對他呢？其實不做特別的反應反而讓我更自在。像我爸爸和兩個妹妹對我的態度，就沒有因為我得了憂鬱症而改變，他們的情緒也不受我的情緒影響，所以我可以很自在地跟他們傾訴。每當爸爸看我陷入憂鬱，就會對我說：「憂鬱症會這樣很正常。」即使他不是醫師，而且還是因為我才開始了解憂鬱症。

兩個妹妹只要看我成天躺在床上就會輪流來房間找我，推開我的房門說：「妳一整天都在家？真夠宅！」「妳最近有好好吃藥嗎？」「妳還沒吃晚餐嗎？一起吃吧！」然後再回到各自的房間去。我想自殺時，妹妹們還會開玩笑說：「那妳自殺之前先用妳的信用卡幫我買一輛賓士。」把我逗笑。

比起過度「替我著想」，我反而更寧願別人不把我的病當一回事。太過在意我的憂鬱症而成天跟我聊不如意的事，或者害怕觸犯禁忌，連個「憂」字都不敢提、把我所有的行為都過度解釋成憂鬱症所致，這些方式反而令我不舒服，想要遠離對方。憂鬱症並不是禁忌，也不是非得走憂鬱路線，我也喜歡聊一些開心、好笑的事。

要是真的擔心病人，不妨單刀直入地使用憂鬱症、精神科、藥物、諮商等字眼。在面對自殺問題也是一樣的道理，與其迂迴地問，專家建議開門見山地說：「你有過自殺念頭嗎？」就像月經以前都被叫成「那個來」，把憂鬱症迂迴地比喻成「心靈感冒」反而讓精神病變得更隱晦、更難以啟齒。

體諒憂鬱症患者的難處，就是最大的善意

當對方能同理我的痛苦時，我會感到安慰。我在社群網站公開自己得憂鬱症時，某個朋友寄了韓國音樂家吳智恩的一本書《熟悉的黎明三點鐘》，還留言說：「祝我們都身體健康！」作者在書中談到自己得憂鬱症，我才發現原來我喜歡的音樂家也是憂鬱症患者，看來得憂鬱症並沒有想像中的不幸。那本書也是我第一次接觸到的憂鬱症書籍。

即使我跟妹妹同住在一個屋簷下，她還是會傳訊息給我，有一次她傳一大串哭臉訊息說：「姊姊，我都不知道妳病得這麼嚴重，對不起！」我感動到鼻酸，卻又好笑又好氣。原來她看我每天在家哭哭啼啼，居然不知道我得憂鬱症。有時候妹妹會沒好氣地說：「妳就是太脆弱才生病，要讓自己變堅強啊！」有時候她也會撒嬌地說：「姊姊～姊姊～妳要好好照顧自己，不要生病。」讓我覺得很窩心。

還記得有一次特別憂鬱，我臨時取消了和朋友的約會。我知道這樣很沒禮貌，但我就是爬不起來，也做好被朋友砲轟的心理準備。

我說：「某某，我雖然醒了，但我真的一點都不想出門……我們可以改約下次嗎？」

朋友說：「那種感覺偶豬到（朋友為了逗我笑，故意用諧音），但下次你得請客。」

我笑著說：「都幾歲的人了，誰還用偶豬到啊？哈哈哈哈。」

朋友的回應讓我那天有了離開床鋪的力量，我很感謝她體諒我的難處。這些善意很窩心，讓我覺得自己還算是個滿不錯的人。「要是我人不好，別人不可能對我這麼友善，我身邊也不會圍繞著一群好人。」當我這麼想的時候，就能維持好幾天好心情。我第一次去精神科看診時，根本沒想過憂鬱症會跟著我這麼久，也沒想到我會一直帶著憂鬱症患者的身分，然而我不也湊合地一路走下來了嗎？

就算再怎麼乖乖吃藥、接受心理諮商，要是沒有周遭的善意對待，我想連湊合都不成，應該會過得慘兮兮。人們說「可愛無敵」，說得沒錯，但我想再加一句——善意無敵。

憂鬱症患者的戀愛故事

大概在我們對彼此有好感的時候，我就向他坦承我有憂鬱症。他問我有沒有吃藥，我說一天服藥兩次，隔週回診一次。早點跟對方說也好，對方要是在意而不願意跟我在一起，就早點分開。每次遇到新對象，雖然我表面看不出來，但其實心裡特別在意憂鬱症的事，畢竟沒有人樂意跟一個憂鬱症患者交往。

他聽完只是點點頭，便不再追問，我有點納悶他怎麼不問了。沒幾天之後我們就交往了。我知道該怎麼控制憂鬱症，即使再怎麼憂鬱我也盡量不在他人面前表露出來，我會藉口說自己累了先回家。久而久之，我變成了一個很會隱藏憂鬱情緒的人，所以男友沒見過我憂鬱的樣子。

怎知好景不常，有一次我們去旅行，憂鬱情緒已經高漲到無法控制，但又不可能逃回家。從一大早我就精神委靡，跑回床上睡覺卻睡不著，索性窩在被子裡滑手機。他問我是不是哪裡不舒服，我說：「沒有啊，沒有不舒服，只是莫名感到很憂鬱。」我繼續窩在被子裡，意思要他別找我講話。

第二天，我向他道歉，也提到憂鬱症的事。他說他「很高興」能夠看到我真正的狀態，我以為他只會接受我的道歉說「沒關係」，沒想到他居然說了「很高興」。

「我以前都不知道妳憂鬱的時候是什麼樣子，現在我大概知道了。我也想想我之後可以怎麼做。」他說完後，我不知道該擺什麼表情，只是刻意地大笑。

憂鬱症患者還是會談戀愛，或許憂鬱反而更想依賴另一個人吧？自從我得憂鬱症之後，我先後交了三個男朋友，現任是第三個。

第一任是我剛被診斷出憂鬱症時交往的，在我轉到第四間醫院時分手。那一段感情路上，我的狀態很不穩定，身心靈都很痛苦，而且對方也不太理解憂鬱症。

當時，任何一件小事都能讓我憂鬱、焦慮。為了不製造「小事」，我對他百般順從，例如音樂都只聽他愛聽的、政治立場不同也盡量不去爭辯。我甚至擔心他會因為我吃海鮮素而分手，因此放棄了以往的飲食習慣。大腦習慣找它熟悉的情緒，所以焦慮變得更焦慮、憂鬱變得更憂鬱，情緒就像滾雪球一般越滾越大。

他無法理解我為什麼憂鬱，問我愛不愛他，我說愛，但他又問為什麼待在心愛的人身邊還會感到憂鬱？為什麼甚至想自殺？雖然他說的是問句，但聽起來就像是在指控我不愛他。**愛的確能夠排除憂鬱情緒，但它解決的是憂鬱「情緒」，並不能治「病」**。我很沮喪，也很生氣他問這種問題，既無禮又缺乏同理心。

愛以及愛人都能幫助病患對抗憂鬱症，但是並不能治癒憂鬱症，就像椎間盤突出不會因為墜入愛河就突然痊癒一樣。我跟他解釋過無數次，他後來說他終於能理解了，但我們因種種原因已經心力交瘁。

他提議要暫時分手，等到我憂鬱症痊癒之後再復合，我很害怕分手，所以急著向他保證不再鬧憂鬱、會趕快好起來，也會漸漸減藥，但這些事根本是天方夜譚。幾天後，我就被甩了。

即使布滿荊棘，我也還是想戀愛

我因為接觸心理治療和精神疾患的關係，進而認識了第二任男友，他也曾經接受過心理治療，對憂鬱症、焦慮症、藥物副作用、精神科和心理諮商等都有一定程度的認知。我不用跟他解釋憂鬱症，因此可以把心力拿去做其他事。當時我覺得和精神疾患談戀愛似乎還不賴。

然而，若以一句話來形容這段戀情，那就是「鬧劇大集合」。有焦慮症的他只要一遇到不如意的事就會搞失聯，不只是戀愛上的不如意，連工作不順、寵物生病……各式各樣的事情都可以當作失聯藉口。我認為情侶間失聯三天以上就算分手，所以當他第一次搞失蹤三天時，我就以為我們分手了。

沒想到幾天後他若無其事地出現在我面前，我很傻眼，他看到我的表情也很傻眼。

他說：「我們都有憂鬱症和焦慮症，這點小事難道不能互相理解一下嗎？我以為就算不明講，妳也能理解我為什麼非得消失。」

他怎麼能以偏概全地認為所有憂鬱症和焦慮症都一樣？而且搞失蹤跟憂鬱症無關，是他不懂也懶得尊重他人。

矛盾的是，他要我理解他搞失蹤，卻不能忍受我稍微不回訊息。例如有一次我未向他報備就去按摩，結束後我在更衣間一打開手機，發現竟然有七十幾通未接來電，我以為他發生交通意外送救護車了，緊張地連剛剛按摩完放鬆的肩頸又瞬間僵硬起來。我這麼擔心他出事，沒想到他卻對我生氣，罵我怎麼都不接電話。

起初我把這些瘋狂舉動合理化成他表達愛的方式，因為喜歡我，他才會打七十幾通電話，才會三不五時看我什麼時候登入臉書，追問我為什麼有時間逛臉書卻沒時間聯絡他；然而，這些不合理的行為只是出自於他的焦慮。我們倆只是不斷刺激彼此的焦慮感，藉此維持關係，後來我才從這段短命的戀情學會一件事——兩個焦慮的人在一起不會有好下場。

戀愛沒有不痛的，不曾痛過的戀愛不是真的愛。曾有人說：「單身是無聊的天國，戀愛是有趣的地獄。」一般人談戀愛都是地獄了，更何況是情緒敏感、焦慮、憂鬱的兩個人談戀愛呢？我覺得心情比坐雲霄飛車還起伏動盪。或許找個平凡的對象談戀愛會比較好，但我想應該還是很辛苦，因為戀愛的甜蜜只是剎那，我還是會習慣性地自我折磨。

即使知道戀愛路上會布滿荊棘，我還是談了幾場戀愛，而且未來我仍然會繼續談戀愛。我交往過無法理解憂鬱症的、每天都上演鬧劇的對象，目前也和某人穩定交往中，這些戀愛經驗豐富了我的世界，也讓我越來越懂得做真實的自己。外婆曾說女人一生至少要認識一百個男人，此言甚是。比起無聊的天國，我還是想活在有趣的地獄裡。

為何身陷憂鬱，還是渴望戀愛？

深夜，已經分手四個月的前男友趁著酒意打電話給我。

他說：「才剛分手妳就交新男友了？反正妳身邊從不缺男人。」

其實我還是單身，因為對方已經有新女友，為了面子我就撒了謊，沒想到反而被酸了一句。本來我用不著計較他酒後的瘋言瘋語，但那句話卻一直在我腦海中揮之不去，一想到我被當成沒男人就活不下去的女人，心裡就不痛快。

我會不開心，可能是因為他點出了我的問題，因為我戀愛從來沒有空窗期，我總是輕易展開戀情，就算我對對方沒感覺也會答應交往。與一個愛我多過於我愛他的人交往時，我不需要刻意去討好對方，不論我做什麼對方都喜歡，這讓我感到自己是有價值的，我就是喜歡這種被愛的感覺。

這可能就是我很難下定決心分手的原因吧？通常一開始是對方示愛而交往，

到最後卻變成我放不下，或者想分手卻因為捨不得對方的好而歹戲拖棚。即使我知道對方已經不像剛交往時愛我了，我還是會繼續跟他在一起，因為至少還有一點愛，分手後可就什麼都沒了。甚至我明明知道對方在情感上操縱我，我仍然選擇性地記憶他曾經對我的好，遲遲不願分手。

我每次分手後都痛不欲生，幾個月後卻又會開始尋覓下一個對象，去聯誼、參加聚會，渴望一段新戀情。我試過在約會網站登錄自我介紹，因為怕真實身分曝光，居住地區跟職業都是亂寫的。

即使得了憂鬱症，我的戀愛哲學並沒有太大轉變。在憂鬱症初期談戀愛，不僅對我的病情一點幫助也沒有，反而讓我症狀更嚴重，但是分手之後我還是繼續尋找新對象。我一再重複著相同的戀愛模式，所以憂鬱症也一直不見好轉，反而每次分手之後身心狀態變好。那我為什麼無法停止談戀愛呢？

韓國精神科專科醫師尹弘均，在他的著作《低飛的自尊》一書裡提到自尊感有三個主要基柱，分別是「自我效能」、「自我調節」以及「自我安全感」。作者還說：「自我效能是指一個人對自身價值的評價，想要提升自尊感，必須相信自己在社會上是有價值、被需要的人。」

「價值」與「被需要」這兩個詞點醒了我，原來戀愛時被愛的感覺讓我感到自己有價值，戀愛是我用來證實自身價值的手段。我記得交往時最快樂的就是彼此關心、彼此照顧的時刻，例如我親自為感冒的男友熬煮水梨湯，主動幫他潤飾履歷的自傳，當他謝謝我照顧他、謝謝我幫他順利找到工作時，我就感到很幸福，因為我被人需要。反之亦然，我生病時有人願意照顧我，也讓我覺得自己有價值。

然而自尊感不是這樣求來的，如果這個方法行得通，我現在自尊感大概就高過天際了吧？雖然戀愛可以確認自身的價值，但如果因為喜歡被需要的感覺而展開新戀情，又捨不得分手，只會越來越走不出這個惡性循環。不知從何開始，我總是在戀愛（和工作）中尋求自尊感，但自尊感反而越來越低。低落自尊感無助於治療憂鬱症，因為低自尊的人更容易自我貶低，情緒也很容易受他人言語而起伏。

我曾經和一個很會做菜的人短暫交往，他有時候會請我去他家吃晚餐。某天他又邀請我去，我說：「我生理期來了不能做愛。」他聽了很生氣，說我在汙辱自己及兩人的關係。我對我的行為和思想感到無比羞愧，回想從前他從來沒隨便對待我，是我自己把自己物化成性愛工具。從此之後，他再也沒有邀請我去他家吃晚餐了。

盲目在愛情中尋找慰藉，終究會陷入惡性循環

果然是不見棺材不掉淚，被這樣當頭棒喝之後我終於恍然大悟，原來自己在戀愛這門課拿了零分，也決心停止這種戀愛模式了。**雖然戀愛能獲得自我效能感，但它不該是戀愛的主要目的，再不改變我就會一直陷入惡性循環，認為被愛我才有價值，沒人愛我就一文不值，這樣不論我遇到誰都只會演變成不健康的戀愛。**

看清事實後，我發現周遭其實有其他能讓我找到自我價值的人事物，例如手作蠟燭。每次製作帶有乾燥花並散發出淡雅香氣的蠟燭，就覺得心情特別好，我還會把成品分送給好朋友。過程中我覺得自己很有價值，一是我居然能做出這麼漂亮的蠟燭，二是有人喜歡我親手做的東西！

我也重新檢視自己對「愛」的定義，過去我總是從戀愛中尋求愛，但其實愛存在於許多不同的關係上，最親近的愛就在與我同住的兩個妹妹身上，每當我工作或人際關係碰壁時，第一時間就是向她們訴苦、尋求建議。當我憂鬱症發作想自殺的時候，也是第一個告訴最小的妹妹。其實愛的言語和行動一直都在，只是我們沒有察覺罷了。

工作方面，我決定要降低對自己的要求來提升自尊感。以前我把每一份稿子都當作「自己的孩子」般要求嚴厲，現在我只求一個月只要有一篇稿子令我滿意就好了。以前我每天都逼自己要盡善盡美，現在我把這個標準降到二十分之一，且這個方法真的滿有用的。

我把自尊感的來源擴大到工作、戀愛、家人、興趣，就算其中一項失敗了，還有其他幾項撐著。我不再因為害怕分手而對自己不愛的人死纏爛打，工作不順心時就找男友或朋友訴苦，戀愛不順利時就把心力放在工作上，要是兩個都不順，我就宅在家裡做蠟燭。我以前都不知道興趣這麼重要。

如今就算不分送蠟燭給朋友，我知道且相信我是被他人需要的，我會這麼想表示我的自尊感已經比以前高。我不像從前那樣焦慮、戰戰兢兢深怕被人拋棄，因此現在談起戀愛也變得比較輕鬆自在。別嫌我陳腔濫調，我真的相信唯有把自己過好了，才能和他人過得好。現在的我更懂得照顧好自己、把自己過好。

憂鬱症、自殺，究竟有什麼關聯？

十個韓國人裡大概就有兩個人曾經想過自殺，保健福祉部每五年都會針對全國國民進行實況調查，根據「二〇一八年自殺實況調查」，曾有自殺想法或自殺未遂的比例就占了全體的十八．五%，而在二〇一三年時，則高達二三．八%。（編按：根據台灣全國自殺防治中心在二〇二〇年，針對十五歲以上民眾所做的「心理健康及自殺防治認知與行為」電話調查，在自殺想法方面，全國約有十二．一%（推估約兩百四十七萬人口）的人一生中曾經出現自殺想法，另有二．二%（推估約四十四萬人口）的人曾於一年內認真想過要自殺。）

人們總是把憂鬱症跟自殺聯想在一起，雖然不是每個患者都會，但大部分確實如此，我也曾經想從這個世界上消失，身邊幾個憂鬱症病友也一直有自殺衝動。數據上也證實了憂鬱症患者容易尋短，根據韓國的中央心理剖析中心針對二〇一五年至二〇一八年，四年間的三九一位自殺死亡者進行心理剖析調查發現，其中八四・五%有精神健康問題。所謂的心理剖析，就是透過死者留下的文字訊息或周遭親友描述，來調查其生前的心理狀態和行蹤。

我在憂鬱症初期並沒有想過自殺，因為思考很費腦力，我當時根本沒力氣去計畫自殺或思考死亡。我只希望自己不曾出現在這個世界上，要是能「砰」地一聲消失，沒有人發現我不見就好了，這樣就不會有任何人的情緒因我受影響。我不是怕有人會傷心，我只是不希望帶給任何人麻煩。

我吃藥很容易見效，吃了幾個月精神科的藥之後生活作息就正常許多，不像一開始吃不下睡不著、記憶斷片，我感到體內的能量逐漸填滿。但矛盾的是，也是從那時候開始我有了自殺的念頭，因為我知道現在以及未來我都不可能突然從世界上消失，那就只剩下死亡一途了。我希望自己死去。

我該用什麼方法自殺呢？我希望不要死得太痛苦，睡夢中突然暴斃或許是個不錯的方式，昏倒後一命嗚呼也好。我患有血管迷走神經性昏厥症，這種病在患者遇到生理或心理上的巨大刺激時，會因為血壓降低使血液無法充分輸送至大腦，而出現暫時性昏厥。雖然我把希望寄託在它身上，但其實並沒有人因為迷走神經性昏厥而死亡。

好吧，既然要死，多多少少還是得承受一些痛苦，所以我退而求其次，希望自己死於交通事故。每每車輛急速行駛在我面前，我多渴望有人在背後推我一把。我常常故意站在靠近紅綠燈的地方，因為那裡最接近馬路，要是有人撞我一下，我馬上就會摔出人行道被車撞。搭火車的時候我也會想像火車脫軌，死在翻倒的車廂內應該不會太痛吧？可是萬一我被撞成殘廢卻死不了怎麼辦？

當然，這些事情都沒有發生。但自殺念頭揮之不去，要跳樓嗎？但我有懼高症。要割腕嗎？但我怕見血。我以前曾在某間報社當實習記者，有一次我和跑醫療線的前輩一起去首爾的綜合醫院觀察胃癌手術，手術室裡充滿濃烈刺鼻的腥味，我在手術室裡待了五分鐘左右就昏倒了，從此我在那間報社實習期間就再也沒參觀過開刀房。

精神科開給我很多藥，我還有抗焦慮劑和額外的安眠藥當作緊急備用藥。我把藥都放在紅色鐵罐裡，它原本是用來放糖果的。罐子裡的藥大概超過五十顆，因為我怕藥吃完來不及補，所以每次領到的緊急備用藥都會存放起來。精神科一般不會一次開這麼多藥，尤其對有自殺風險的病人，但因為我沒有自殺風險，醫院才一直開給我少量的緊急備用藥。我上網搜尋，有人說五十顆就能死，也有人說不夠。還有人說有一種精神科藥物能讓心跳變慢，自殺成功率比其他藥還高。也有人直接買成藥來自殺，而不是吃醫院開的處方箋藥品。更有人提供吃止吐藥的「小祕訣」，那是一種癌症患者服用的藥物，沒想到同一種藥既能救人也能殺人，我看了心情相當複雜。

神奇的是，搜尋了這麼多資訊之後我竟感到內心平靜了下來，我以為只有我這麼奇怪，才發現原來很多人的心境轉變跟我一樣。

某個真正嘗試過自殺的朋友告訴我：「當繩索套在脖子上時，我心想這下終於可以死了。但就在那剎那，心情突然平靜許多。原來如果我想死，其實隨時都可以死。」朋友說他自從體認到這件事之後反而更想好好活下來，因為日子過不去的時候，大不了就是一死而已。

也有些人說在面對死亡的瞬間，會突然出現活下去的念頭，覺得自己不該就這麼死了，應該把自殺的勇氣拿來勇敢地活著才對。我對這一類的說法無法產生共鳴，我比較認同朋友說的那句話，其實我們隨時都可以脫離那一條自以為逃脫不了又看不見盡頭的跑道。我能理解朋友尋死的心情，人在極度憂鬱時，看別人是在混凝土上跳躍，而自己卻是深陷在泥淖裡掙扎，而且越掙扎反而陷得越深，才會選擇脫離名為生命的跑道。

對自己有過高的期待，反而成為導火線

心裡過不去的時候，我就會打開緊急備用藥和安眠藥的罐子，裡頭裝滿了白色、藍色、淡橘色的藥丸，看著這些五彩繽紛的藥丸，我的心也跟著平靜下來，因為我知道只要我願意，我隨時都能放棄生命。我仍不斷向醫師索取緊急備用藥和備用安眠藥，藥也因此越存越多。我也寫了類似遺書的東西，我琢磨很多次，因為不想讓人以為我是臨時起意寫的。我早已記不得當初寫了些什麼，只記得我沒有使用「遺書」二字。

後來我的自殺念頭不了了之，因為我在精神科諮商時透露了自己的狀態，醫師再也不開緊急備用藥給我了。甚至我當時情緒有點亢奮，一不小心就把自殺的事情告訴了兩個妹妹，妹妹們很鎮定地問我藥放在哪裡，就把那罐藥給拿走了。根據中央心理剖析中心的調查發現，有五成的自殺者在自殺前會向周遭釋放出「我

想活下去」的訊號，我會不會是因為不想死才拋出了這麼「直白」的訊號呢？

很多人認為自殺是不尊重生命的表現，是一時錯誤、極端的選擇；也有人說自殺者太輕易放棄寶貴的生命，只要熬過去就有幸福日子了，真是身在福中不知福；更有人說自殺會帶給家人巨大的創傷。一路上這種話聽了很多，雖然不認同，但我也無法反駁，因為我也不懂死亡。現在的我還是沒辦法多說什麼，但至少我可以丟幾個問題來拋磚引玉。

我聽到許多深受憂鬱症所苦而企圖自殺者的心聲，我本身也曾經持續好幾個月想要自殺。**自殺並不是一瞬間、極端的選擇，而是在長期憂鬱狀態下不斷進行的**。自殺其實要經過念頭、計畫、實行三個階段，差就差在最後有沒有實行而已。朋友形容憂鬱症是一種「連手機不見都會想自殺的病」，在長期憂鬱下，連掉手機這樣的小事也足以成為自殺的導火線。

企圖自殺的人並不是不珍惜生命，更多時候反而恰恰相反。很多研究都發現，多數的憂鬱症患者對自己抱持過高的期待，因為現實與理想的差距帶給他們巨大的挫折感。我有個朋友對自己的要求和道德標準很高，甚至高到「為了不想再觸犯規範」而想要自殺。

小說《人間失格》的作者太宰治在他的第一封遺書中寫道：「我不想寫小說了，我想死。」因為對他來說寫不出小說的人生毫無意義。我很喜歡的韓國詩人李珍妮在她的詩作〈左手寫遺書〉也說：「為了活出自己，我決定一死。」

我自問：我是否跟這些人一樣對自己的人生充滿抱負、珍惜每一天？所以我才打消了自殺的念頭嗎？到底「對人生的執著」和「對死亡的渴求」，會不會其實是很相近的呢？

從言語、行動、情緒中，察覺自殺訊號並伸出援手

精神疾患是導致自殺最主要的原因，根據中央自殺預防中心的資料，二〇一八年自殺身亡者最主要的自殺原因是精神病理因素，比例高達三一·六%，其次是經濟問題（二五·七%）、生理疾病問題（一八·四%）。（編按：根據衛生福利部統計處的調查資料顯示，台灣二〇二〇年的自殺通報人次為四萬零四百三十二人，自殺死亡人數則是三千六百五十六人，其中男性約占總通報人次的三四%，女性則為六六%，明顯較男性高出許多。而自殺原因則依序為情感及人際關係、精神健康及物質濫用、工作及經濟、生理疾病，再來則是校園學生問題及迫害問題等。）

值得注意的是，還是有很多人即使遇到情緒問題仍不會去精神科尋求協助，

所以可推測因精神病理因素自殺的比例應該更高。保健福祉部的中央心理剖析中心針對二〇一五至二〇一八年期間的三九一名自殺身亡者進行心理剖析，發現有八四．五％具有精神健康問題。

自殺是個隱晦的議題，但我們還是要把它攤開來討論，因為這才是防治自殺最有效的方法之一。當我們開始關心自殺議題，就能發現自殺企圖者向我們拋出的「訊號」。根據中央心理剖析中心的調查顯示，十位自殺身亡者中，就有九人會發出訊號。

自殺企圖者發出的訊息，可能是在求救

我們可以從言語、行動、情緒等三個面向，觀察到自殺企圖者的訊號，最明顯的就是言語訊號，例如向周遭透露「以後我不在了，你們也要好好照顧自己」、「幫我照顧媽媽」、「乾脆一了百了」、「真希望我從世界上消失」等訊息。最近越來越多自殺企圖者會在社群網站留下言語類的訊息；行動訊息則有分送物品、突然探視遠方親友等；情緒訊息則包括對事情失去興致、逃避社交等。

要是親友中有人罹患憂鬱症，更不可輕忽類似的警訊，應該先耐心聆聽對方說話，並單刀直入地詢問自殺想法，例如：「你會不會有想不開的念頭？」

這時候不建議說「有勇氣自殺，不如用這股勇氣好好活下去」、「每個人生活都不容易」、「事情一定會好轉」等看似安慰卻起不了安慰作用的話，這些話反而會激起對方的防衛心，認為你什麼都不懂，或覺得世界上沒有人能理解他，因而感到更加孤立無援。

金善熙醫師說：「想自殺的人不會隱瞞，他們會持續發出訊號，所以只要身邊的人多關心就能察覺，最好能直接開門見山地跟他討論自殺想法，不要迴避。如此一來當事人才會覺得你了解他、懂他，之後再詢問對方需要哪些幫助。」

張燦賢醫師則建議：「最重要的是傾聽，如果狀況不理想則可以告訴對方：『我能提供的幫助有限，我們一起去尋求可靠的資源協助吧！』進而轉介當事人到精神專科或心理諮商中心。」

尤其我們更要關心已經有自殺計畫或曾經自殺未遂的人，試圖自殺者有很高的機率會再試，根據保健福祉部二〇一四年的「自殺實況調查」，再次企圖自殺的比例，比不再試圖自殺高出二十五倍。

張燦賢醫師說：「多次自殺未遂者可能覺得自己像放羊的孩子，但是這不代表當事人發出的自殺訊號是騙人的，多次試圖之下有可能哪一次就真的自殺身亡，絕不可輕忽。」

我問某個自殺未遂的朋友：「聽與問這個方法真的有效嗎？」自從我知道他想自殺之後，我就常常跟他說：「最近還是很想自殺嗎？」「若都要死，不如把你想做的都做完再死吧！」「你死了我就沒朋友了，我會很傷心。」他憂鬱到沒力氣回答我時，總嫌我問東問西很煩，但每當他浮現自殺念頭時，就會想起我曾再三囑咐他不要自殺。雖然只是個人經驗，但說不定會是個不錯的方法。

「住院」也是個有效的方法。精神科醫院會將嚴重的自殺未遂者視為「緊急」案例並建議住院，因為看診頂多一週一兩次，但住院可以每天見到醫師，並且建立起規律的生活。金善熙醫師強調：「日間只要辦理一般住院手續即可，晚間也有開放急診住院，因此若當事人發生嚴重的自殺事故時，千萬要立刻尋求專科醫師的協助。」

★珍惜生命，自殺不能解決問題，生命一定可以找到出路。若需諮商或相關協助，可撥衛福部專線「1925」、生命線專線「1995」或張老師服務專線「1980」。

「心理勵志」書籍中沒說的事

「如何從煩惱中解脫？」「如何克服寂寞？」及「有智慧、不生氣。」這是以心理勵志聞名的某位出家人，其YouTube影片標題，我心想這種不吸引人的標題有誰會看，沒想到觀看數居然將近百萬人次。我點擊了「如何從煩惱中解脫？」這支影片總共四十四分鐘，我看到他在兩分三十八秒時說：「你的煩惱只不過是一片浮雲。再努力堅持一下吧！」就把影片關了。如果能解脫，就不叫煩惱了。寂寞也不是克服得了的，而是靠自己挺過去的。

我讀的第一本心理勵志書是韓國金蘭都教授寫的《疼痛，才叫青春》，這本書之所以在當年自我開發叢書氾濫的市場上脫穎而出成為暢銷書，是因為它首先以「療癒和共鳴」為訴求。當時我正準備畢業，朋友們一臉擔憂地推薦我閱讀這本書。他們會擔憂不是沒道理，因為我延畢且GPA（成績平均積點）滿分四．

五分只拿了兩分多，指導我五年多的教授還多次打量我的長相和名字，問我是不是留學生。教授啊，我的名字是韓國名字，而且我還是韓文系的！

《疼痛，才叫青春》談到「人生時鐘」，如果把一個人出生到死亡當成一天，二十四歲大概是早上七點十二分。我在這句底下劃了線，心想原來現在才在早上七點半左右，那還早嘛！我不用那麼著急了。

但是我馬上又焦慮了起來，因為我很快發現我的七點十二分和別人的七點十二分差很多。畢業前我得找工作，但又不能待在首爾準備，因為這裡開銷很大，住在鄉下的老家才是上策。然而，鄉下沒有準備報社入職考試的讀書會，我必須自立自強，晚上我還要打工存錢。上天給每個人的時間並不公平，像我這類的人是用時間換金錢，有一類人是用金錢換時間，彼此的差距只會越來越大。書裡告訴我的人生時鐘並不符合我實際面對的現實。

最近流行的自尊感、自我探索相關書籍，也給我一種脫離現實的感覺。我在書店翻了幾本自尊感相關的暢銷書，還記得有一句文案寫著「就像在餐盤上盛滿愛吃的食物，我們應該讓生活中充滿喜歡的事」，看到這邊我「啪」地一聲把書闔上，很氣憤怎麼會有如此不負責任的發言。

在現實世界中，你不但很難讓生活充滿自己喜歡的事，連把飯碗裝滿都不容易了。想要裝滿愛吃的食物，你必須先了解自己喜歡吃什麼，所以得先品嘗每樣食物，就像永遠只吃奶油霜蛋糕的人，怎麼可能會喜歡沒吃過的鮮奶油蛋糕呢？然而，多方嘗試勢必要投入時間和金錢，失敗時又要花費更多的時間、金錢及成本，所以有些人寧願持續做自己正在做的事，也不可能擴大自己的視野。

不論是正面積極的自我開發類、療癒的心理勵志類、告訴你要做自己和追求幸福的自尊感類書籍，看似不同但全在講同一件事——「在紛亂忙碌的世界中把自己過好」。他們都要讀者在追求成功的路上做好自我管理，當危機發生時放慢腳步，熬不過去時找找生活的小確幸。所有的過程都操之在「我」，你有能力改變「自己」，也必須改變自己。但是這些書都沒有講到「我」所處的環境，尤其是所謂的社會結構。

相反地，得憂鬱症之後某些書給我很大的幫助，他們雖然一樣給建議，卻非常有邏輯和說服力。

例如我們常說「不要在意他人的眼光」，我非常認同李勝昱醫師在他的著作《放棄的勇氣》所做的解釋，他說我們很難不去在意他人眼光是因為「社會結構利用人們渴望被認同的心理來壓榨我們，例如女人被要求溫順服從、體貼且善於照顧他人，女人必須符合社會期待才能獲得認同」。由此可知「在意他人」看似個人敏感度的問題，但事實並非如此。

又如我們常聽到別人說「再怎麼擔心事情也不會解決」，但在《低飛的自尊》這本書裡的說法則更有說服力——「容易焦慮的人也很容易消耗精力，他們總是做最壞的打算、往壞處想，讓精神能量不斷流失。三十幾歲還能靠年輕體力來支撐，但是到了中年，體力就跟不上精神的耗損了。」過度樂觀積極或安慰並不能撫慰心靈，「再怎麼擔心事情也不會解決」這句話沒什麼說服力，但如果用消耗能量的說法來勸人不要擔心，反而能產生動機。

我曾經以為只要離開令我窒息的工作環境就能治好憂鬱症，但事實證明壓力的確少了，但憂鬱症並沒有好。於是我又想「說不定離開韓國才會好」，便立刻整裝行囊飛出國，住在別人為我打掃乾淨的房間，吃著別人精心準備的美味料理，我卻依然憂鬱。我很絕望，不知道還能做些什麼。

當時這幾段話給了我巨大的力量。

這世間並不宜人。一旦環境變得越來越不適合居住，人們就會想遷徙到更宜人的地方。當人們發覺不論搬到哪裡，都無法愉快生活時，才有詩的誕生與畫的出現。——摘自夏目漱石《草枕》

遇到不如意，放棄與逃避並不會讓你從中解脫，這只是人們對自由的幻想與妄想。逃得了一時，終究還是要面對。一段完美無痛的關係是虛假的，一場平安順遂的人生也不會是幸福的。——摘自恩裕《抗爭使我們變得清澈》

原來也有人跟我一樣，覺得離開原本的環境不能解決問題，因此我不再延長留職停薪期限，選擇返回工作崗位。有時候書裡的話比周遭親友的建議更能打動人心。

憂鬱症期間我一直無法停止問自己「人為什麼要活著」，我不相信「因為人生美妙」那一套，直到我看到韓國作家洪承恩在《我希望你做個不滿的人》中的一段話才豁然開朗。他寫道：「人無法選擇地來到這個世界上，因為活著而活。面對逐漸衰老的身體、無法永遠在一起的關係、充滿不確定性的人生，眼淚就成為了必備品。如果問要在房間哭泣還是在曠野哭泣，我會選擇曠野。至少我能看到曠野上其他跟我一樣在哭泣的人，我想跟他們一同放聲大哭。」雖然我只是宇宙中微不足道的一粒沙，但小小的存在還是有人相伴一起哭泣，這不就是人生真正美妙之處嗎？

想要被療癒並非只能透過心理勵志書籍，只要是自己喜歡的書都能滋養心靈，所以我大量閱讀各式各樣的書。韓國的和平主義與女性主義學者鄭希珍女士就說：「閱讀就像是走一趟書的旅程，有些書可以把你變成另一個人。」但願每個人都能找到那樣的書，並從中獲得心靈的慰藉。

“ 當你有能力控制自己的生活，
就可以視為好轉的跡象。 ”

Chapter 4

我是一名慢性憂鬱症患者

這樣做，和憂鬱症和平共處

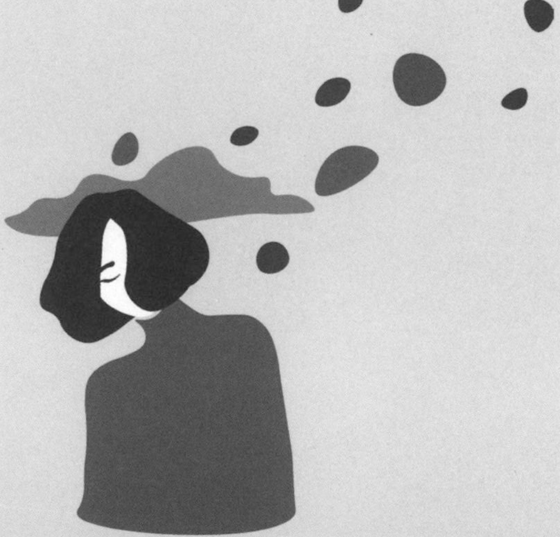

我是慢性憂鬱症患者

就在我憂鬱症滿一年左右，驚覺再這樣下去恐怕就要變成慢性憂鬱症了，於是問當時的主治醫師為什麼看這麼久還沒好。

「妳比較敏感，像妳這樣細膩敏感的人好得慢。妳現在是慢性期，不會像急性期那麼痛苦。」

我查了字典對「敏感」的解釋——對外界情況容易引起迅速而強烈的反應。什麼樣的人會被判定為慢性憂鬱症呢？首先要說「持續性憂鬱症」的定義，當憂鬱情緒持續兩年以上且伴隨著失去興致、失眠或嗜睡、疲倦感、自尊感低落、注意力不足、難以做決定等，至少兩項以上的症狀時，病名就會轉變為「持續性憂鬱症」。

判斷慢性憂鬱症的症狀比想像還常見，只要是現代人，尤其是都市上班族，在「失眠、嗜睡、疲倦感、低自尊感、注意力不足、難以做決定」等症狀中，應該隨便都符合兩項吧？

想當然耳，並不是每個現代人都有慢性憂鬱症，但在面對事件時，慢性憂鬱症者與一般人的反應不同，例如我遇到突發或自己無法處理的事件時，會立刻感到極度無助和憂鬱，甚至瀕臨崩潰。**憂鬱症患者的崩潰比一般人的崩潰程度更嚴重，且處在崩潰狀態越久，之前好不容易恢復的正常生活就越容易功虧一簣。**

我一直糾結在「一年」這個數字上，未滿一年時覺得「憂鬱症都這樣啦」，但超過一年後我頓時失去方向，眼睜睜看著時間流逝卻不知道該做什麼來改善，只知道自己不該被一年這個數字影響，可是我還是克制不了一直去想它。

我怪自己以前不夠努力，但覺得現在做什麼又為時已晚，一切都沒救了。下了班回家，我就往床上躺，翻來覆去睡不著，一直躺到十、十一點。硬把自己挖起來洗澡，卻在浴室裡不停地哭，我也不知道有什麼值得哭的，只是又氣又可憐在浴室裡哭的自己。我為了戰勝憂鬱症，這麼認真看病又吃藥，還花了大把銀子做心理諮商、讀了各式各樣憂鬱症相關的書籍，為什麼還是這副德性？上天怎麼能這麼對我？我恨不得掐住憂鬱症這惡魔的脖子逼問它。

越憂鬱越會往負面思考。我越是在意憂鬱症已超過一年就越憂鬱，然而憂鬱到一個程度之後我又不在意了，不管一年還是十年我都無所謂了，什麼事都不想管了。大家都在追求幸福人生，我卻註定一生不幸，甚至也不知道什麼是幸福了。我心想活著是為了什麼？活著沒意義。這時的狀態跟心情很像剛發病的時候。

還好我一直持續接受藥物治療和心理諮商，很快就獲得幫助。心理師說憂鬱症的恢復狀況跟時間並非成正比，還畫了一張恢復曲線圖給我看。那條曲線上下波動，但整體是往上走的趨勢。心理師說，雖然今天可能比一個月前來得憂鬱，但曲線會再次向上爬，我會比以前更好。我一直牢牢記著「曲線會再次向上爬」這句話。

自從我對自己的狀態下了合理的目標，恢復速度也變快了。雖然幸福還是離我很遙遠，但我相信只要我把目標放在「不那麼憂鬱」，或許還是有機會觸摸到幸福的一角。既然都過了一年，再繼續執迷於「一年」這個數字也沒意義了，不如想著現在比以前恢復多少，並相信往後會越來越好。除此之外，調整抗憂鬱和抗焦慮的用藥量，也對我的憂鬱症恢復有很大的幫助。

如今，我就放寬心接受慢性憂鬱症吧！經歷過無數次憂鬱情緒起伏，我認為慢性憂鬱症的好處是，我會更容易察覺憂鬱警訊，並體認到原來不是所有恢復方法都適合我，現在的我，比以前還更快能找出適合自己的方式來面對憂鬱。

如何定義人生，將決定一個人的行動和選擇

透過過去累積的經驗，我知道哪些時候比較適合做運動來提升活力，還是宅在家裡休息，或者睡一整天。此外，我也比以前更懂得合理化自己的行為，例如當我開始自責渾渾噩噩虛度時光的時候，我就安慰自己「反正我有憂鬱症，沒關係啦！」然後繼續耍廢。約會快遲到而改搭計程車時，我就對自己說：「就算遲到，至少我踏出門了！」**「合理化」也是一種防衛機轉，是為了讓自己好過而存在的。**

與憂鬱症和平共處之後，曾經困惑、折磨我的問題——「活著是為了什麼？」「人生的意義何在？」也不再是問題了。有一天我在 YouTube 上看到一部影片，名稱是「《對話的喜悅》人生意義篇」。來賓說：「我們可能不應該問『人生有何意義』，而是應該問『我想賦予人生什麼意義』才對。」我聽了這句話整個人

都愣住了，回神之後不斷掉淚，遲遲無法平復。

如果問「人活著是為了什麼」，我想是找不到答案的，因為人生雖然是由許許多多自訂的小目標或成就組合而成，但這些並非人生真正的目的。升學、就業、結婚、賺錢的確推著我們「過活」，我們也從中獲得喜悅和收穫，然而這些事情無法成為人生的目的，也沒有人生來是為此存在，所以我們總是想破頭也想不出「人活著是為了什麼」。

如果把問題改成「我想賦予人生什麼意義」，就會有千千萬萬個解答。**你想賦予人生什麼意義**，**決定了你的選擇和行動**。我最近也剛好在思考「我希望留給別人什麼印象」，我期許自己是個「慈悲的人」。我認為這個問題比「人活著是為了什麼」還具體，且不那麼令人悲傷，更不會因此往壞處想，而認為自己活著沒有意義。

希望包括我自己以及所有認識或不認識的朋友，都能為自己的人生賦予意義，並且好好地活著。

持續關心自己

我曾問過我的心理師和主治醫師「憂鬱症何時能根治」，我滿心期待他們會告訴我「再過一陣子就痊癒了」，可惜兩位異口同聲地要我別想著根治，而是要做好照顧。我一時無法接受，整個人都愣住了。該不會憂鬱症會伴隨我一輩子吧？我得每天服藥、每個禮拜去看精神科嗎？

不過仔細想想，人的身體機能不也是如此嗎？腳踝韌帶一旦鬆弛就不容易恢復，所以平時得多穿運動鞋保護；換季時容易引發過敏性鼻炎，出門得攜帶抗過敏藥；內科醫師也交代低血壓的我多吃一些鹹、辣口味的食物。我這個人很討厭吃又鹹又辣的東西，平時愛穿有跟的鞋子，但如果我不好好調養照顧自己，腳踝韌帶搞不好有一天就斷裂了，或者因為低血壓而成天昏昏沉沉。這麼想之後，我就比較能接受「別想著根治，而是要做好照顧」了。

雖然我接受了醫師和心理師的說法，卻依然感到未來茫茫。韌帶保養靠運動鞋；低血壓靠鹽；鼻炎靠抗過敏藥……雖然每個人的症狀多多少少不同，但都不出這幾種照顧方法。

但憂鬱症不同，每個憂鬱症患者感受安全感、自在感、幸福感的方式不同，所以照顧的方式也不一樣。**想要做好憂鬱症照顧必須先好好認識自己，知道自己什麼時候最脆弱、什麼時候會感到安全及舒服。**

幾乎沒有精神專科醫師會說「運動無益於憂鬱症」，且剛好也有人向我推薦私人健身教練課，所以我就決定報名了。然而教練說的話沒有一句對我胃口，我討厭他命令我、干涉我，因此我編了個藉口說自己身體不好無法繼續上課，就中途退課了。我白繳了學費，但學到一件事——我不喜歡被別人逼著做事。

後來我改成騎小時候最喜歡的自行車。我家前面的中浪川很適合騎車，但問題是，漢江和中浪川總是擠滿了人，人擠人帶給我的壓力大過於運動帶來的好處。我不喜歡人多的地方，待在那裡會大大耗損我的能量，還記得我曾經好幾次在大型超市逛到一半突然呼吸困難而匆忙返家，因此最後我也放棄騎自行車了。

我發現亂做運動反而帶來反效果，因此我得找出適合自己的運動才行，那就是瑜伽。我很喜歡瑜伽老師最常說的一句話——**「不要勉強，能做多少就做多少。」**我不喜歡登山就是因為我必須「勉強」，因為一旦上山就無法中途放棄，甚至好不容易登頂了，還有一大段下山的路要走。而瑜伽不同，動作做不出來時，我就雙腳腳掌合攏而坐，或全身放鬆躺著休息，也不會有人批評我。

每次做完瑜伽都很充實，覺得自己完成了一件事，我尤其喜歡全身上下伸展開來的感覺。很多人以為練瑜伽不會流汗，但其實流的汗很多。流汗完吹著風，就算空氣裡充滿了霧霾也覺得暢快無比。每次我都帶著雀躍的心情去瑜伽教室，並且會偷偷告訴自己要記住這種雀躍的感覺，這樣我才會有動力持續下去。我相信這種正面的情緒有益於憂鬱症治療。

事實上，運動不但可以恢復能量和元氣，還能使大腦變得更健康，因為運動會分泌一種叫做血清素的幸福荷爾蒙。神經科學家柯亞力博士（Alex Korb, PhD）在他的著作《一次一點，反轉憂鬱》中表示：**「運動可以增加『腦源性神經營養因子』，這種蛋白質可以使大腦變得更健壯，更有能力對抗憂鬱症等疾病。」**

不勉強自己，依身心狀況選擇最適合做的事

除了「一定要做的」運動之外，有些事情我平常喜歡做，但不見得都能緩解憂鬱，還是要根據我當下的身心狀態和那件事情的內容而定，例如旅行。以前我很喜歡長途旅行，它可以給我幸福自在的感覺。但是去年秋天我變得很沒精神，常常感到無力，一點點小事都能刺激我。我想要去旅行，便把剩下的年假一次用掉，飛到土耳其。土耳其不但融合了亞洲和歐洲文化，而且到處都是景點和美食，有名的伊斯坦堡更是「一輩子必去的十大都市」之一。

但是對我來說，土耳其並不適合作為療癒充電之地，因為景點太多，每個都不想錯過，反而使我壓力更大；要是當天沒踩點，便自責浪費了這次的旅行。當我離開伊斯坦堡前往海邊的某個小鎮時，我並不覺得遺憾，反而鬆了一口氣。

一抵達沒有觀光區又沒有人氣餐廳的小鎮，全身都舒坦了，當下才真正有了旅行的真實感。我每天睡到太陽曬屁股，再悠閒地拎著泳衣和書到海邊，在海灘上看書或撿取形色各異的鵝卵石，然後心滿意足地回到住所，如此日復一日。

經過那次土耳其之旅，我才總算明白為什麼主治醫師說旅行的好壞是根據我

的狀態而定。或許有些人覺得沒去成某個觀光景點沒什麼好自責的，但我就是會自責的類型，所以我必須選擇一個適合自己的旅行地點和方式。

不過日子不可能都充滿自己喜歡的事，大部分的時候我們還是必須面對不想做的事，比方說一大早就必須逼自己睜開眼準備上班，像沙丁魚一樣擠電車，心裡抱怨著為什麼一週非得工作五天。除此之外，我覺得人性本惡，這個世界就像地獄一樣，我們會遇到許多沒禮貌的人，也有很多令人痛心的悲劇隨時在發生。

憂鬱症患者本身會對小事過度反應，因此當你處在這樣的環境下時，更要時時照顧好自己。我知道做起來很累，我也問過自己無數次：「有必要活得這麼累嗎？」目前為止我還找不到合適的答案，但也不必因此而選擇自殺。既然選擇了活下去，就好好地照顧自己，活得更自在些。

這樣的日子即便麻煩，但也絕非不幸。

憂鬱症能根治嗎？

金善熙醫師曾反問我：「妳覺得什麼叫做根治？」她說：「如果百分之百不復發叫做『根治』，那憂鬱症是沒辦法根治的，但如果定義為日常不再受影響、可以自我掌控生活，那麼憂鬱症是可以根治的。」

如果問：「憂鬱症好得了嗎？」患者跟專家都會告訴你「憂鬱症好不了」，聽到這句話心肯定涼了一半，但其實不只憂鬱症如此，心臟病、高血壓、糖尿病都只能照顧（care）沒辦法治癒（cure），其他的精神疾病也是如此。

每個人都應該懂得照顧自己的精神健康狀態，並非只有精神病患才需要，因為精神疾病是遺傳、生物學、環境等複雜因素綜合作用下出現的病症，並沒有人是百分之百精神健康，我們每個人都得管理不同程度的精神壓力。

金善熙醫師說：「照顧憂鬱症的方法很簡單，不用想得太複雜，我會請患者

盡量多見喜歡的人、多吃好吃的食物、多做簡單的運動，尤其憂鬱症患者比較容易自我貶低，我會建議他們為自己正在做的事情賦予意義。」

張燦賢醫師也說：「深呼吸、按摩緊繃的肌肉、一邊洗澡一邊唱歌、適度運動等，這些方式聽起來老生常談，但它們都是一個人就能輕鬆做到的活動，建議從這些地方做起。」

憂鬱症的照顧非常重要，因為它很容易復發，約有五成的患者有過復發經驗，二度復發者又有七成會再次復發，其中又有九成復發到第四次。因此憂鬱症第一次出現時就要好好處理，透過多方嘗試之後了解自己脆弱的地方，並找到屬於自己的照顧方式，這樣才能有效且快速地預防復發。

如果在自我照顧上遇到困難、不確定做得是否正確，建議尋求專家的協助。不必擔心上醫院看診卻不拿藥是否會很奇怪，張燦賢醫師說：「即使藥物治療結束，還是建議患者不定期回診做身心狀態的檢查。」除此之外，持續做心理諮商也是不錯的方法。

有些人會把藥物療程結束視為康復，但其實這個定義並不完全正確。**康復的決定條件不應該是停藥與否，而是身心已經準備好，即使不吃藥的狀態下也不會**

再掉入憂鬱的泥淖。例如懂得該怎麼面對壓力、安撫焦慮。如果停藥了，身心卻還沒準備好，以後還是會繼續用過往習慣的方式去處理問題。

「繼續用過往習慣的方式」其實跟憂鬱症息息相關，例如我總是「習慣性」用睡一整天或看美劇來逃避問題，但這種方式用久了會令人感到極強烈的無力感，因此在停藥之前，必須先找到新的方式來取代舊有的壞習慣。

我有可能擺脫憂鬱症嗎？至今我還沒辦法回答這個問題，但可以確定的是我比以前進步，我有食慾也有想做的事，而且我知道維持這種狀態總有一天能「根治」——日常不再受影響，並且能自我掌控生活。

用「規律生活」營造安全感，減少焦慮

晚上十點是我準備睡覺的時間，我會先用濕紙巾把房間地板擦拭一遍，洗完澡再執行網路上推薦的「神奇七水法」來保養皮膚。七水法的意思是用化妝水拍臉七遍，我總是死命地拍化妝水，整個房間都充斥著拍打聲。吃完晚上的藥，我關上日光燈，打開橘色的小夜燈。光線要昏暗地恰到好處，否則難以入眠。

要在晚上十點啟動睡眠儀式就必須在九點前到家，如果把工作或約會場所的距離也考量進去，大概八點就要抽身。因此我晚上幾乎不約人單獨見面，因為我不想那麼早離開。雖然這麼做好像很執著，但我倒是滿喜歡以此為一天劃下句點。

憂鬱症最常見的症狀是擔憂、焦慮、無力感，一點點小事都可以讓憂鬱症患者陷入這些情緒之中。有一陣子我很容易焦慮，心理師就建議我，養成習慣早上

一睜開眼就在心裡想著「今天打算怎麼過」，然後去執行，**因為例行事項是可預測的，有助於減緩焦慮**。

我以前是個很隨性的人，自從自己在外面租房子之後，就從來沒有過規律的生活。大學時雖然有排課表，但我的時間都是以聚會為主，大家又常常不準時開始，更沒有表訂的結束時間，所以我常因此蹺課，經常在外玩到天亮。大學生的生活型態本來就很容易作息不規律，而我又是超級不規律的那一類。

學校放寒暑假時，我一連好幾個星期都在追劇。還記得有一部美劇叫做《24反恐任務》，劇情在講某一天（二十四小時）發生的事件，每一集則是事件發生的其中一個小時。我跟妹妹們覺得這種劇就是要一口氣看完才過癮，所以就趁放假一次看完。每看完一季，我們在家頽廢三、四天，休息完之後再緊接著追下一季，還記得當時看劇看到腰痠背痛。

菜鳥記者時期的作息更不正常了，因為每天都有新的事件發生，也沒人能預測事件在什麼時候進展成什麼方式。報社的每個部門狀況都不同，我的部門每天早上七點左右就要做「晨間報告」，萬一晚間出現突發事件，之前先寫好的稿子就作廢了。大事件發生時，我們還得親自去現場守候幾天幾夜，通常最快也是前一天才能知道自己什麼時候可以收工回家。

當時的我心臟總是跳得很快，我天真以為是因為採訪和寫稿讓我熱血沸騰，但事實上很大的原因是來自於不可預測狀況帶來的焦慮。雖然都是相同的生理反應，卻是不同的心理狀態引起的，而我卻未能察覺出來。直到我得了憂鬱症並接受心理治療之後，才恍然大悟當初心跳加速是焦慮所致，並且學會了如何分辨不同的心理狀態。

生活變得規律後，我不再容易焦慮

不只時間要有規律，空間、興趣、關係也可以建立規律感。routine（routine）在字典上的意思是：①有一定順序和處理方式的例行公事；②（平凡無奇的）常規、（千篇一律的）日常；③例行性的。

一天除了由二十四小時組成之外，還有另一個很重要的元素就是「空間」。想必很少人喜歡去公司，我只要一想到公司就會肚子痛，常常一進辦公室就立刻衝廁所。

後來我決定少去令我不自在又討厭的空間，我把進辦公室的時間減少至一週兩次，並且把大部分的時間都拿去現場採訪，沒有採訪時我就去簡報室或公司附近的咖啡廳工作。雖然現場採訪很辛苦，但至少不會肚子痛。多虧記者的工作性質比較有彈性，我才可以這麼做。

至於喜歡的空間，我則盡量把它打造得更舒適。例如，我把房間的棉被和枕頭換成喜歡的款式，為的是睡得更好。我以前從來沒買過棉被，都是媽媽為我們打理的。有一次，被子破了一個小洞我不以為意，破洞的地方常常被腳趾頭勾住而越扯越爛，媽媽來我的租屋處一看大吃一驚，問我怎麼把被子弄成這副德性還在蓋，我才終於換了被子。回想當時我還沒得憂鬱症，就算是破被子也能睡得香。

除了睡覺之外，我也在房間裡閱讀和寫作，所以我特別買了一張別緻的小型原木和室桌，在桌上擺放正在讀的書、日誌本、筆筒，筆筒只裝我喜歡的筆。即使在外面累了一整天，回到家只要看到早上整理好的房間就覺得很開心。出門前後維持一致也是一種規律，外部公共空間無法預測，但至少我家是我自己可以掌控的。

得了憂鬱症之後常會出現一些突發症狀，有時候也找不出原因，例如我常常莫名落淚、想吐或頭暈。發作時如果剛好是一個人還無所謂，萬一在上班或跟朋友見面時就尷尬了，我也不可能每次都逃回家。

我越在意，症狀就越嚴重，於是我把這個困擾告訴主治醫師，他建議我用「特定行為」來改善該現象。暫時闔上雙眼、深呼吸都是可行的方式，而我選擇的是把症狀記錄在日記ＡＰＰ上。雖然文字很難百分之百描述實際的感受，但我覺得它在各方面都給我很大的幫助。

「專注」可以幫助波動的情緒恢復到正常狀態，記錄時的狀態就是一種專注。此外，寫了一陣子之後我發現很多症狀並沒有我想像的那麼嚴重，而且回顧以前寫得滿滿的紀錄時，我明白當下的症狀之後一定會消退。如今症狀一出現，我就會立刻打開手機寫日記ＡＰＰ，寫完就告訴自己不要再煩惱。

人生本來就充滿了不確定性，重點在於我們如何去看待它。跟大部分人相比，我對不確定性的接受度比較低，所以我需要創造規律，這樣一來即使事情發生突如其來的變化，我還是能回到「平凡無奇的常規」和「千篇一律的日常」，讓自己安心下來。我以前從沒想過有一天我會過著如此規律的生活，要是大學時期的我看到現在的我，應該會嚇得下巴掉下來吧？人生世事果然是變幻莫測啊！

如何察覺憂鬱症開始好轉？

每次遇到已恢復的憂鬱症病友就覺得好羨慕，心想我會不會也有這一天？他是不是症狀比較輕微？以前有人問我過得好不好，我都回答「普普通通」，但不知從什麼時候開始，我改口說「比以前好多了」，一說完我自己都嚇了一跳。原來憂鬱症只是比較花時間，但一定會變好的！

至於如何發現自己開始好轉，以我來說，大概有這些現象：

❶忘記吃藥

很多人說「忘記吃藥」就代表你的憂鬱症快好了。我本身也有類似的經驗，我早晚分別要服用抗憂鬱和抗焦慮藥物，有一陣子我晚上記得吃抗焦慮劑，早上卻常常忘了吃抗憂鬱劑，還被醫師耳提面命了一番。

為了有良好的藥效，的確不該忘記吃藥。既然還在服藥治療期間就應該按時服藥，才有機會早日停藥。我不該忘記吃藥，但其實心裡卻挺開心的，因為憂鬱症嚴重的時候，「吃藥」是我一天中最重要的事，我居然會把它忘了，表示我的憂鬱症有好轉。

張燦賢醫師說：「在憂鬱症初期服藥是『蜜月期』，因為吃了馬上見效，患者願意按時服用，沒吃藥反而焦慮。**然而患者狀態開始好轉時，難免開始忘記吃藥，如果是這種狀況，我認為減少用藥量無可厚非。**」

❷和過去的自己相比，發現變好了許多

得憂鬱症之後我做過最棒的事就是寫日記了，寫日記好處很多，不僅可以發洩情緒，還可以記錄心理治療或精神科問診的內容，而且提筆寫字真的如大家所說能夠紓解焦慮感。我就這樣年復一年地寫，目前已經寫了四年。

翻閱以前寫的日記，我發現我真的好很多。七天前的我跟現在的我沒什麼不

同，但是四年前的我、一年前的我和現在的我則差異很大。以前的日記大部分寫的是焦慮、害怕、想消失，而現在的日記幾乎看不到這些內容了。

當別人告訴我「妳好很多了」、「妳氣色比以前好」，我心裡的第一個反應是否認，覺得「你們哪裡懂」，所以他人的評價沒辦法讓我判斷自己的憂鬱症是否有變好，只有看自己寫的日記才能相信「我正在好轉」，這是當初開始寫日記時沒想到的好處之一。

「相信自己」有助於改善憂鬱症，因為看到現在的自己比從前好，就會相信未來的自己會更好。你不一定要用日記的形式，也可以找找以前在IG、臉書、Twitter上的紀錄，我相信過去那些令你痛苦的事情通常不是已經解決了，就是已經被你遺忘許久。

❸開始關心其他事物

我得憂鬱症後的困擾之一是視野變得狹隘，由於我是一名記者，必須對世界充滿好奇，但憂鬱症讓我意志消沉、體力極差，不要說外面發生什麼事了，我連興趣、朋友、家人都毫不關心，只想跟外界隔離。

有一天我躺在床上沒事做，順手按了通訊軟體裡朋友的個人檔案，看她好像剛旅行回來，於是我就敲她問問近況。聊著聊著居然就約了見面，我們一起搜尋美味且氣氛佳的甜點咖啡廳。我好久沒有這麼做了，才突然意識到這就是憂鬱症好轉的跡象。

其他病友也有類似的經驗，例如某位病友得憂鬱症之前非常愛看電影，平均一週看兩部，但是在憂鬱症最嚴重的那一年他一部都不想看（也看不了）。當他終於又想看電影時，才驚覺自己變好了。還有一位病友的好轉跡象是開始想談戀愛了。

如何察覺憂鬱症好轉呢？張燦賢醫師說：「當憂鬱症不再是你的生活重心，你開始對周遭事物感興趣的時候，就表示病情逐漸恢復中，**生活的壓力還是會有，但是當你有能力控制自己的生活，就可以視為好轉的跡象。**」

憂鬱症對「人際關係」的影響

我的人緣很好，雖不算是領袖型人物，但我很有召集力，很輕易就能召集各路人馬來參加聚會，不論是喬遷宴還是私人派對都難不倒我。朋友們為了見面，不辭舟車勞頓來首爾郊區找我，我也很喜歡介紹不同的朋友互相認識。

我以前很喜歡認識人，覺得記者工作最棒的地方就是有機會和各式各樣的人打交道，採訪過程讓我結交了許多朋友，且不分男女老少。我在網路上也結識很多網友，我在Twitter上的關注人數是關注中人數的一百倍，就算在臉書發廢文還是有很多人幫我按讚。

但自從我得了憂鬱症之後，我就再也不做這些事了，且失去了繼續做的欲望。我主動離開了我以前主辦的聚會，也退出了聊天群組。社群網站曾經是我的小天地，但我卻不敢回顧自己寫的東西，因為我的塗鴉牆好像都頗極端，極端地開心、極端地憤怒、極端地憂鬱或難過。我刪了 Twitter 帳號，也刪了一堆臉書好友，甚至幾天後有個人留言酸我說：「Kakao Talk 已讀不回，原來是在玩臉書啊！」

我身邊的人像拳頭中的沙子不斷流逝，男友藉口說他受不了我的憂鬱症而甩了我，朋友也責怪我成天裝忙不見面，還說她們再也不願主動聯絡我了。雖然她們講話不好聽，但因為彼此熟識至少還會跟我說實話，而那些比較不熟的人則默默地漸行漸遠。得憂鬱症已經夠慘了，還因此失去了朋友，內心的淒涼和痛苦無法言喻。

朋友離開讓我很傷心，但我卻沒有力氣挽回。看到朋友留言說她們不願聯繫我，我只能已讀不回，不是因為我無話可說，而是我有太多話想說，但不知道該從何說起，只好選擇沉默。我沒有自信也沒有力氣去解釋。我知道再這樣下去大家都會離我而去，但我實在沒有多餘的精力去維繫關係了。

人們說憂鬱症是一種讓身邊的人都離你而去的病。當我熬過了最憂鬱的時期，振作精神一看才發現留在我身邊的人寥寥可數。起初我內心無法諒解他們，心想憂鬱症也是病啊，為什麼就不能體諒我一下呢？如果我是腿斷了住院，他們也會這樣對我嗎？如果我今天罹患的是別的病，大家一定會來安慰我、體諒我；如果我得的不是心理疾病，我也不必害怕被別人知道去看病了。

然而，人際關係是互相的，我不該奢求別人的體諒，誰會喜歡另一半搞失蹤、朋友動不動已讀不回、臨時放人鴿子呢？換成是我，我也會離開得憂鬱症的朋友，但我內心還是忍不住埋怨，生氣他們對我如此殘忍。

一想到朋友是因為我的憂鬱症而離去，就覺得渾身難受。要是我當初主動聯絡、要是我當初不爽約，事情也不會演變成這個地步。會不會我明明可以做到，卻拿憂鬱症當藉口？是我把自己的不負責任和懶惰，賴給了憂鬱症嗎？

影響人際關係的因素很多，憂鬱症並不是唯一

如今，憂鬱症已經跟著我超過四年，我也習慣沒有來電的手機、一百八十名的臉書好友、三名 Twitter 關注者，我對他人的埋怨和對自己的自責也不像以前那麼深了。我並不覺得留在身邊的人比離去的人還善良或更好，因為當初那些人會離開我，可能是他們感情放得比較重，所以失落感也比較大。

有些人可能還不太了解我，所以願意對我釋出善意；也有些人在我發病時百

般噓寒問暖，卻不替我的恢復感到開心。**人際關係會因為各種原因時好時壞，而且通常都不是我可以控制的。**

釋迦牟尼佛在涅槃前對淚流不止的弟子阿難說：「別哭了，我不是說過嗎？人相遇總有一天要分離，這是我們無法逃避的。別為我的離去嘆息，也別為我哭泣。我不是常說嗎？就算再怎麼相愛與契合的人，最後還是得面臨永遠的離散。所有的相遇註定分離，無一例外。你何必難過？註定會發生的事是阻止不了的。」

我不知道如今留下的人是如何看待我的憂鬱症，有可能是因為「同病相憐」，也有可能他們根本不在意我的病。以前我很想知道他們留下的理由，但現在這些對我來說已經不重要了，我只是心存感激並努力做好自己。

不論有沒有憂鬱症，人際關係都不是一件易事，憂鬱症只是其中一項影響因素而已，然而患者很容易怪自己、怪憂鬱症，不可否認地，部分原因的確是來自憂鬱症。但是就像釋迦牟尼佛說的，每段緣分到頭來都註定會分離，因此我寧願相信離開的人只是緣分盡了，而新的緣分出現也是因為剛好在對的時機。

歷經三年半的憂鬱症後，我又出現躁鬱症

每個人都有自己熟悉和不熟悉的情緒，而「憤怒」對我來說是陌生的，妹妹們跟我同住超過十年，給我的評語是「沒脾氣的人」。心理師問我最後一次生氣是什麼時候，我卻記不得了。心理師說所有的情緒都有它的用處，該生氣的時候就該生氣，我雖然點點頭，但其實我根本不知道該怎麼生氣。

這樣好脾氣的我卻在去年夏天失控了，一天到晚都在生氣，原因出自於菸味。樓下住戶在家裡抽菸已經不是一兩天的事了，連續兩年我每天都從廁所的抽風機和陽台聞到他的菸味，心裡不舒服但我也沒有生氣。然而有一天早上我突然情緒失控，從床上跳起來衝向陽台，在陽台上高聲大罵，連髒話都飆了出來。

兩個妹妹聽聞都嚇壞了，紛紛跑來陽台，並立刻制止大聲咆哮的我，說這樣以後沒臉見鄰居。在我的記憶中這是第一次情緒失控開罵，大吼大叫之後莫名爽

快，我還哈哈大笑了起來，一旁的妹妹整個目瞪口呆。

菸味之戰僵持了一個月，那個鄰居根本不理會我的抗議，繼續抽他的菸。我不認輸，繼續對他大吼，妹妹們一直勸我，擔心再鬧下去鄰居都要用異樣的眼光看我們了。

這突如其來的改變還不只生氣而已。得憂鬱症之後我變得很少與人打交道，因為我沒有多餘的精力去社交，然而這時候我突然感到精力充沛，很想找人跟我一起大啖美食、談天說地。我難得開始約朋友，約滿一整天的午餐和晚餐，而且一聊就話匣子不斷，一副從沒得過憂鬱症的樣子。大家看我一直哈哈大笑，都誇我「看起來很開心」。

得憂鬱症之後我刻意維持規律的作息，規定自己「絕對」要在晚上九點前回到家，但這個時期我常常超過十、十一點才回家。我突然有了過去三年三個月以來從未有過的活力，我以為這代表憂鬱症快好了，畢竟在得病之前我是個喜歡與人交往、聒噪又愛笑的人。

但是它若真的是恢復的徵兆，為什麼每次見完朋友後回家的路上，我卻又感到哪裡不對勁呢？我懷疑自己是不是話太多，而且大家都沒笑，只有我笑得特別誇張。隨著聚會越來越多，我在日記上寫「少講話」的次數也越來越多。明明是我自己主動約朋友見面、明明是我精力充沛要跟樓下鄰居吵架，但我卻一點也不開心，反而覺得不太舒服。

我對現在的自己感到好陌生、好不自在，很不像原本的自己。我滿腦子都在後悔講錯了話，心想：「他們會不會覺得我很奇怪？突然約見面還滿口胡言亂語。早知道我就不該約朋友了，我幹嘛主動去聯絡他們呢！」憂鬱症發作時是意志消沉地要死，這個時候則是無地自容地要死。

我覺得似乎哪裡不太對勁，主治醫師觀察我一個月左右，判斷我應該是輕躁症。他說憂鬱症伴隨輕微躁鬱症的「複合型」好發於二十至三十九歲，要我不必太擔心。醫師暫停開給我抗憂鬱劑，因為可能是這類藥讓我維持在亢奮的狀態。我在「理性上」終於理解為什麼這段期間我會說些莫名其妙的話、容易發怒了。

但是情緒上我很難接受這個事實，我明明持續接受憂鬱症和焦慮症治療，怎麼現在又有了躁鬱症呢？太荒唐了，我的憂鬱症超過三年又來個躁鬱症。看診期間我無奈地不知該說什麼才好，只是不斷地苦笑和皺眉。醫師笑著問我最近是不是會亂花錢，我直覺反應回答「不會」，因為我以前看過許多資料，我知道躁鬱症和思覺失調症最典型的症狀之一就是「無法克制購物慾」。

我盡可能表現得很鎮靜，因為我不想讓醫師覺得我有躁鬱症，我故意放慢語速，講話時也盡量減少雙手的動作。我好怕自己得躁鬱症，**因為之前找的資料說躁鬱症並不只使人情緒起伏不定，基本上會變得說話沒重點、異常愛講話，甚至過分自信而做出一些未充分設想的事，例如突然辭職去創業。**

我從診療室出來，有一種雙腳不著地的感覺。我居然得了躁鬱症……我意識到方才緊握的掌心流了一手的汗。我告訴自己：「振作！好好地走回家！」

雖然又出現輕躁症，但我相信會好起來

我對憂鬱症的刻板印象已經不像以前那麼嚴重，但我對躁鬱症還是有很深的偏見。躁症時期的表現跟大家口中的「瘋子」差不多，而且躁症嚴重起來會很像思覺失調症，最常見的症狀就是妄想和幻聽，例如突然變得過分自信而妄想他人可能愛上自己，或自認為自己是天才。一想到這裡，我就全身不舒服。

躁鬱症又分成第一型和第二型，第一型是躁症與重度憂鬱症交替出現的雙極

性障礙，而第二型則是輕微的躁症和重度憂鬱症交替出現。專家從影響社交或日常生活的程度來判定患者是屬於躁症還是輕躁症，因為我的症狀並沒有對日常生活帶來太大的困擾，所以屬於輕躁症。

我停用抗憂鬱劑大概第二個月時，本來應該出現的躁症症狀漸漸消失，但我變得沒食慾、身體沉重，早上總是爬不起來。樓下鄰居依然故我地抽菸，而我卻沒有力氣去跟他吵了，我選擇關緊陽台窗戶和浴室門，心想當初怎麼會衝動去跟人家吵架呢？可能我太害怕躁期維持太久，當鬱期到來時反而很開心，就像是旅行回家之後那種安心感。

我拖著沉重的身軀回診，哭著告訴醫師說我最近沒食慾且做什麼都不開心。醫師說躁症狀態結束後通常會感覺比之前更憂鬱，可以重新服用抗憂鬱劑了。他說就算憂鬱程度差不多，但因為情緒落差太大感受就比較大，好比原本持有一百萬元和十萬元的人，當他們剩下一萬元時，感受絕對不一樣。然而，我雖然想擺脫憂鬱，但我更不想再回到躁症時期。

「醫師，但我覺得憂鬱的狀態挺不錯的，我能不能不吃抗憂鬱劑？」我知道聽起來很奇怪，但我還是說了。

醫師聽了並不驚訝，他說很多憂鬱症患者覺得輕微的憂鬱狀態比較自在，也就是說一般人在憂鬱指數是零時會感到自在，我大概是一或二。醫師說我目前的狀態就算吃抗憂鬱劑也不會進入躁期，所以我選擇相信他，領了停藥已久的抗憂鬱劑。

我當時跟醫師說：「我相信你。」表面上是說給他聽，但實際上是說給自己聽的。我不相信醫師的話又能怎麼辦呢？這是第一次向主治醫師說那樣的話，但是我領了藥卻沒有吃，因為我實在太害怕躁期來到。

兩週後我試著開始吃抗憂鬱劑，才發現自己真傻，明明憂鬱的「事實」擺在眼前卻因為「害怕」躁症發作而抵抗不吃藥，最後真的如醫師所言躁期沒有出現，我所害怕的事情並沒有發生。現在的我處於憂鬱指數一至二的舒適狀態，沒有嚴重的躁鬱感。

然而我尚未（也不敢）告訴身邊的親友我得了躁鬱症，因為我害怕他們認為我是神經病（雖然的確是），或把我當瘋子看。這一回不是因為別人，而是我自己的偏見讓我開不了口。萬一我說了，我有把握承擔後果嗎？我的家人能接受嗎？我以前寫的新聞報導會不會被扭曲？但是，我如果不走出第一步，只會停在現況裹足不前。當初談論憂鬱症時，一開始也是很難，但後面就越來越容易，我既然能一步一步克服憂鬱症，我也一定可以一天一天從躁鬱症中好起來。

這本書就是我的第一步。

國家圖書館出版品預行編目資料

我的疾病代碼是F：從不知所措到坦然面對，與憂鬱、焦慮、輕微強迫症共處的真實故事/李荷妮著．袁育媗譯．初版．新北市．聯經．2021年11月．232面．14.8×21公分（心靈漫步）
ISBN　978-957-08-6043-6（平裝）

1.憂鬱症　2.通俗作品

415.985　　110016565

心靈漫步
我的疾病代碼是F：從不知所措到坦然面對，與憂鬱、焦慮、輕微強迫症共處的真實故事

2021年11月初版　定價：新臺幣360元
有著作權・翻印必究
Printed in Taiwan.

著　　者　李荷妮
譯　　者　袁育媗
叢書主編　陳永芬
校　　對　陳佩伶
內文排版　綠貝殼
　　　　　林婕瑩
封面設計　謝佳穎

出版者　聯經出版事業股份有限公司
地址　新北市汐止區大同路一段369號1樓
叢書主編電話　(02)86925588轉5306
台北聯經書房　台北市新生南路三段94號
電話　(02)23620308
台中分公司　台中市北區崇德路一段198號
暨門市電話　(04)22312023
台中電子信箱　e-mail：linking2@ms42.hinet.net
郵政劃撥帳戶第0100559-3號
郵撥電話　(02)23620308
印刷者　文聯彩色製版印刷有限公司
總經銷　聯合發行股份有限公司
發行所　新北市新店區寶橋路235巷6弄6號2樓
電話　(02)29178022

副總編輯　陳逸華
總編輯　涂豐恩
總經理　陳芝宇
社長　羅國俊
發行人　林載爵

行政院新聞局出版事業登記證局版臺業字第0130號

本書如有缺頁，破損，倒裝請寄回台北聯經書房更換。　ISBN 978-957-08-6043-6 (平裝)
聯經網址：www.linkingbooks.com.tw
電子信箱：linking@udngroup.com